薬害エイズ事件の真相

長山淳哉

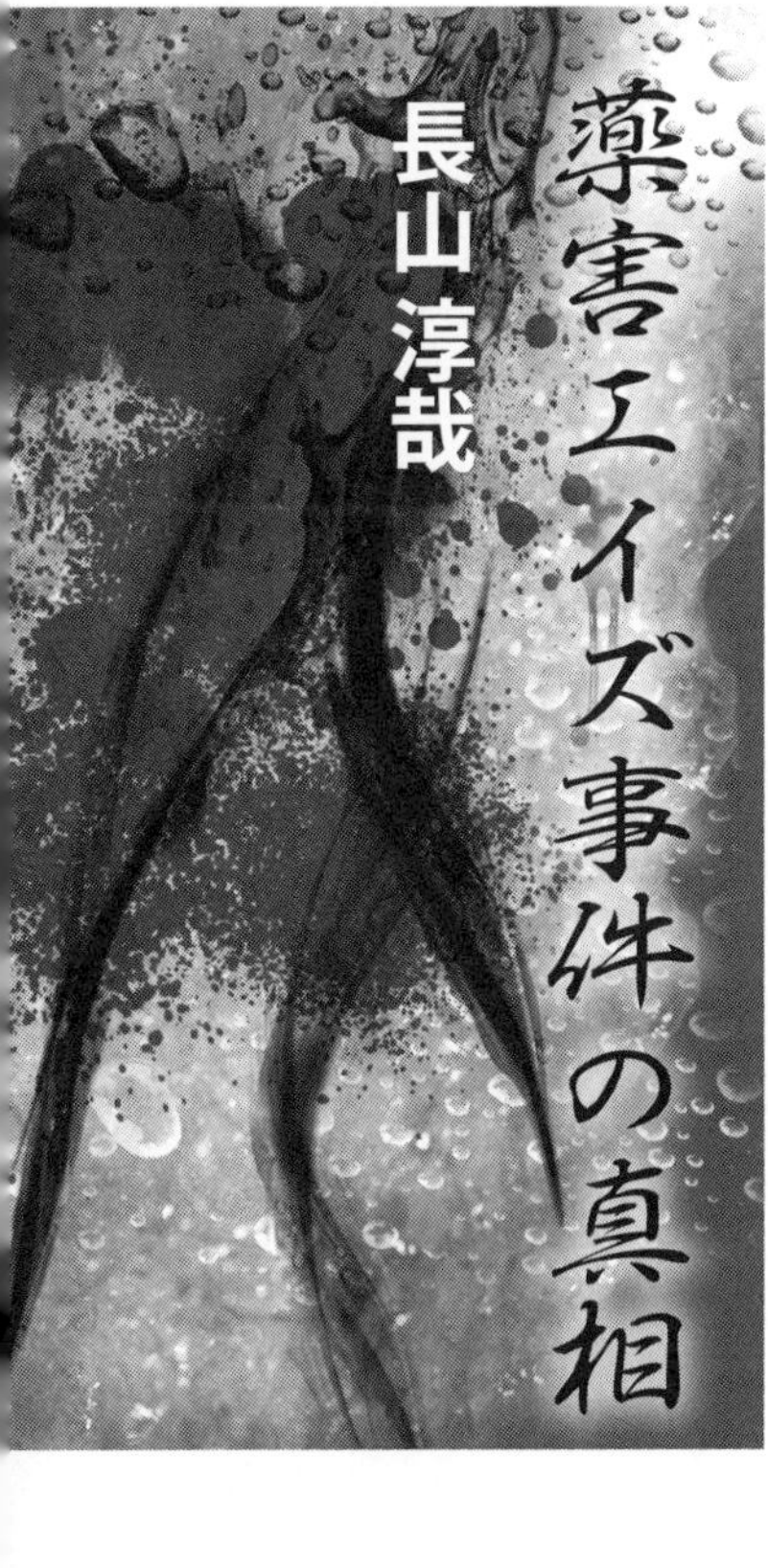

緑風出版

目次

薬害エイズ事件の真相

プロローグ

薬害エイズ事件というのがあった。随分以前のことだから、若い世代には知らない人も多いだろう。この事件の真相は何だったのか。当時リアルタイムで事件に接していた私には、事の本質がわからないまま、何となく、いつの間にか終ってしまったような釈然としないものがあった。当時の国民の多くもそう感じているのではないだろうか。

あれから三十年以上が経って、事件の真相を解明したくなった。それは昨今の森友学園が計画していた小学校の許認可に関わる問題や加計学園が計画している獣医学部新設に関する問題の国会での答弁を聴いていると、この薬害エイズ事件の頃の答弁とまったく変わっていないことに驚かされたからだ。つまり、あれほどの大事件があったにもかかわらず、この国の本質はまったく何も改善されていないのだ。このことを問題提起し、根本的な対策を講じ、それを実行しないことには、この国に未来はないと思う。そのためには、薬害エイズ事件というのがどういう事件であり、どのような問題があったのか、その真相を究明する必要があると考えた。

そこで私はまず、このことに関連する書物として、二〇〇八年に出版された『安部英医師「薬害エイズ」事件の真実　誤った責任追及の構図』という本を読んでみた。編者は武藤春光と弘中惇一郎、出版社は現代人文社である。以下、本書では敬称は省略する。

「東京地方裁判所は、二〇〇一（平成一三）年、いわゆる『薬害エイズ』事件において、安部医師に無罪の判決を下しました」という文章ではじまるこの本は、要するに事件当時、帝京大学医学部長であった安部英が一九九六年九月業務上過失致死罪で起訴された裁判の一審判決で無罪がいい渡されたことを理由に、処罰感情を煽る一部のマスメディアとそれに迎合した検察側の行為を非難し、安部被告の正当性を主張するために彼の弁護士らが出版したものである。

安部英は当時、血友病治療の第一人者といわれた人である。薬害エイズのことを調べていると必ずこの名前が出てくる。裁判で無罪となったことも知っていた。しかし、どうして無罪となったのかは知らなかった。だから、この本を読んで、疑問に感じたことや納得のできないことがあれば、そこから薬害エイズの問題に切り込んで行けると考えた。

薬害エイズの犠牲者は血友病患者だった。そこで、何故、血友病患者が犠牲になったのか。まずこのことを説明しよう。

血友病というのは血液凝固因子の一部が不足しているために、出血すると血液が凝固しにくくて、止血しにくい病気だ。X染色体上に病因遺伝子が存在する伴性劣性遺伝病で、母親から遺伝し、基本的に男だけに発症する。全部で一二種類ある血液凝固に必要な因子の中で、第Ⅷ

因子の不足しているのが血友病Aで、クリスマス因子（クリスマスは最初にこの患者を診断したスティーブン・クリスマスに由来）ともいわれる第Ⅸ因子の不足しているのが血友病Bだ。血友病Aの発症率は五〇〇〇人～一万人に一人で、血友病Bの患者は血友病Aの約五分の一だ。一九六〇年代の前半まではどちらの血友病に対しても治療薬がなかった。当時の対処法は輸血だけだった。

一九六〇年代の後半になって、まず、血友病A患者用の凝固因子製剤として、クリオ製剤が商品化され、一九七〇年代に発売された。これは新鮮血漿をマイナス七〇度で凍結後、四度で融解したときに得られる沈殿物質のことで、クリオプレシピテートといわれる。この物質には第Ⅷ因子が多く含まれているので、血友病A患者の治療に有効だった。一九七二年に第Ⅸ因子複合体製剤ができた。これで一応、血友病Aと血友病Bの治療が可能になった。

それでも十分な止血ができるレベルにするのはなかなか大変だった。人間の歴史はケガとの闘いの歴史でもある。そのために、止血系は血小板と凝固因子類の協力で進む。これらの成分は健常人の場合、実際に止血に必要な量の数倍から一〇倍も含まれている。だから凝固因子についても、健常人の活性を一〇〇とすると、その一〇～二〇もあれば、止血できる。それで、血友病患者には、通常は健常人の凝固活性の二〇になるように投与して、補充する。

次に登場するのが濃縮凝固因子製剤だ。これはクリオ製剤の問題点を改善した製剤だったのだが、そのことがまた薬害エイズの原因にもなってしまった。

クリオというのは一人とか二人あるいは数人の血液から一つの製品を製造していた。それで凝固第Ⅷ因子の活性が製品ごとにバラついて、品質管理がむずかしかった。さらに第Ⅷ因子の精製度が低くて、その他の血漿成分たとえば血液凝固第Ⅰ因子であるフィブリノゲンのようなタンパクを比較的多く含んでいた。クリオをたくさん投与すると、高フィブリノゲン血症のような副作用が出る可能性があった。これらの問題を改善したのが濃縮第Ⅷ因子製剤だった。これは一九七八年に発売される。

一九七二年に発売されていた第Ⅸ因子複合体製剤もそうなのだが、数千人から数万人分の血漿をプールして、余分なタンパク成分を除去し、凝固因子を高度に精製した。そうすれば確かに、ロットによる凝固因子活性のバラツキは小さくなるし、タンパクによる副作用もなくなる。

ところが、数千人から数万人の血漿のうち、一人でも肝炎ウイルスやエイズウイルスに感染していると、そのロットの製剤のすべてが汚染されてしまう。そして、これが薬害エイズの原因なのだ。そのために、わが国の血友病患者の四〇%にもなる一五〇〇人ほどがエイズウイルスに感染し、六〇〇人もの患者がエイズで死亡した。しかし、これほどの大事件にしてしまった原因がもう一つある。それはホーム・インフュージョン、いわゆる家庭治療、つまり家庭での自己注射が可能になったことだ。一九七九年九月のことだった。

注射という行為の特殊性から、医師法に違反すると考える患者と家族もいた。だが、アメリカではその時点でもう十年以上も前からホーム・インフュージョンが行われていた。そのようなことを踏まえて、全国血友病友の会として厚生省に申請し、許可された。

家庭での自己注射が可能になって、今でいう患者の生活の質、ＱＯＬは格段に向上した。出血の度に医療機関を訪れて治療を受けるのは、学業や仕事に大変な支障を来す。だから、出血したと思ったら、すぐに自宅で注射できれば、ベストだ。それに、血友病の場合、出血から治療までの時間が長いほど予後不良で、後遺症が残る。たとえば、関節内出血の場合だと血友病性関節症といって、関節を動かすと痛むとか関節が伸びなくなってしまう。そのような後遺症を予防するためにも家庭治療は患者にとって福音だった。

さらに、一九八三年二月から自己注射療法に健康保険が適用されることになって、家庭治療の普及に拍車がかかる。このときから、非加熱濃縮製剤にも家庭療法にも保険が利くようになった。そのためにかえって、薬害エイズの被害が拡大されたともいえる。つまり患者の経済的負担がほとんどなく、より便利になった。それで非加熱濃縮製剤の使用量が飛躍的に伸びた。その分、エイズウイルスによる感染も拡大した。

これまでの製剤はいずれも基本的には室温で作られていた。これが非加熱ということ。そのために肝炎ウイルスなどの病原体による感染を阻止できなかった。エイズウイルスについても同じことだった。ところが、血漿を六〇度で十時間以上加熱すると、エイズウイルスを不活化できることがわかった。一九八四年十月のことだ。このような加熱処理をした製剤を加熱濃縮製剤とか加熱製剤といって、非加熱のものと区別している。この加熱濃縮製剤が日本で使えるようになったのは、血友病A用の第Ⅷ凝固因子製剤の場合で一九八五年七月、血友病B用の第Ⅸ凝固因子製剤の場合は一九八五年十二月からだ。だから、わが国の血友病患者のほとんどはそれまでにエイズウイルスに感染してしまった。

わが国の薬害エイズ問題というのはエイズがアメリカで問題になりはじめた一九八一年から一九八五年頃までのことだ。この五年間に何があったのか、ということを徹底的に調べれば、その真相がわかるということになる。

薬害エイズ事件真相究明の旅に出発する前に、この事件の悲劇性を強調する二つの点について話しておく。

第一点は被害者に若い人が多いことだ。一九八七年一月から三月にかけて厚生省の研究班が行った調査によれば、年齢のわかったエイズウイルス感染者六二〇人中二十五歳以下は四四〇人で七一%、十五歳以下二〇五人で三三%、十歳以下九八人で一六%、五歳以下の幼児は二三人も感染していた。

第二点は小さな子どものお母さんだ。自分で毒の入った非加熱濃縮製剤を病院から持ち帰り、そうとは知らずに子どもに注射していた。血友病の原因も自分にあり、そのうえにエイズでひどい目にあわせている。ごめんなさい。許してね。母親はみんなそう思っていた。だから、医者と国と製剤メーカーから謝罪の言葉を聞き、償ってもらいたい。そうでなければ、息子のところへは行けないと話していたのだ。

第一章　調査開始

患者のエイズ死について、検察は安部被告を業務上過失致死罪で起訴している。過失であれば動機なんかない。ところが検察は最初の冒頭陳述でも、最後の論告でも、被告が血液濃縮製剤の致死の危険性を認識していながら宿直医に注射させた、とまるで故意であるかのように主張している。またその動機として、安部被告が血液製剤を輸入していた製薬会社から多額の金員を受け取っていたので、その会社の便宜を図るためだったと主張し、被告は医師として許すべからざる悪質な人間であるといっている。しかし、これは被告の弁護団が主張しているとおりで、過失による致死には動機がないのだから、検察のいっていることはまったく理解できないし、矛盾している。私は『安部英医師「薬害エイズ」事件の真実』を読んで、まず最初にこのように思った。

過失だったら、何の動機も意思もあるはずがない。宿直医に外国由来の非加熱濃縮凝固因子製剤の注射を控えさせるべきであったのに、うっかり注射させてしまった、ということだから、安部にその注意義務があったかどうかを問題にすべきではないのか。

検察は業務上過失致死罪で起訴していながら、実際の裁判ではまるで故意で死に至らしめたかのように主張しているのがおかしいと思った。業務上過失致死罪での起訴には無理があったのではないか。だから無罪になってしまったとも考えられる。しかし、検察がそのような初歩的なミスを犯すはずもない。まず、この点について調査せねばならない。

それから安部が無罪になった理由の一つに、当時、安部たちが帝京大病院で行っていた血友病の治療方法がグローバル・スタンダード、つまり世界的によく行われていた通常の方法だったので問題はない、というのがある。その治療法というのは非加熱濃縮製剤によるものということだが、この点についても調べる必要がある。

この刑事裁判で問題になっている血友病患者は一九八五年五月から六月にかけて帝京大病院で非加熱濃縮製剤を三回注射され、そのいずれかでエイズウイルスに感染し、一九九一年十二月にエイズで死亡している。判決ではこの非加熱濃縮製剤による血友病の治療がグローバル・スタンダードであったとしている。理由は一九八四年十月にアメリカ血友病財団の医療科学諮問委員会が定めた最新のガイドラインを忠実に守っていたからだ。

その最新のガイドラインというのは具体的にはこの本によると、『エイズと血友病治療に関する勧告』ということで、クリオでの治療は四歳以下の乳幼児とバージン・ケース（最初の適用）のみとなっている。だから、この裁判の患者はクリオの適用にはならないということになる。一九八五年六月の時点では加熱濃縮製剤はわが国ではまだ認可されていない。ということで、この患者の治療を非加熱濃縮製剤で行ったことは正当化されるというのだ。

この裁判の患者はそれまでに幾度も非加熱濃縮製剤を注射されている。だからバージン・ケースではないと考えられる。しかし、エイズウイルスに感染したのが一九八五年の五月から六月ということは、それまでは感染していなかったのだからバージン・ケースと考えてもおかしくはない。この感染がいつ、どのようにして判明したのか。このことも調べなくてはいけない。

もう一つ、気になったことがある。それはエイズウイルスの抗体は一九八四年四月から測定可能になった。しかし、この抗体陽性の意味が当時はまだわからなかった、というのだ。つまり、ウイルスを攻撃する中和抗体なのか、ウイルスに感染していることを示す感染抗体すなわち、キャリアなのかということだ。

通常であれば、抗体があるということはその疾病への次の感染を防御するということだ。だが、B型肝炎のようにキャリア（ウイルス保有者）であることもある。

当時、帝京大で治療を受けていた四八名の血友病患者のうち、抗体陽性者が二三名、四八％もいたのに、その後も非加熱濃縮製剤による治療が継続された。それで、彼のような感染者が出たのだ。

抗体陽性の意味。これも重要なポイントだ。この点についても、よく調べる必要がある。

私がこの本を読んで、気になっているところは以上のようなことだ。差し当たり、これらのことを切り口として、薬害エイズにアプローチしてみよう。

薬害エイズをキーワードにして、ネットで検索してみた。二〇万件以上ヒットした。目ぼしそうなタイトルをクリックし、中身を確認していく。やがて、一つの画面に注目した。

それは「愛知ヘモフィリアの会」代表大口洋一のウェブページだ。ヘモフィリアというのは血友病のことで、大口自身も血友病患者ということだ。「愛知へモフィリアの会」そのものは大口の個人的事情で休会中ということだったが、このホームページを見たとき、血友病と薬害エイズに関する過去からの情報が満載されているように思われた。

ホームページはいくつかのセクションにわかれているが、とくに重要と考えたのは「薬害エイズを考える」というセクションだった。このセクションには大口が直接関わった薬害エイズ事件の歴史、社会的問題、市民運動が書かれていた。そして、最後のほうに映像資料という項目があった。私はそこをクリックした。そこには一九八七年から二〇〇〇年まで、大口が録りためた報道やイベントの番組名があった。ここには私が知らない被害者の姿が収録されており、本や資料からでは得ることのできない、当時の貴重な映像が見られると思った。そして、そのことは被害者だけではなく、医師や製薬会社の人、それから官僚やマスコミなど、この事件に関係した多くの人の姿が記録されているにちがいない。

重要な関係者の何人かは衆議院で証人喚問されていたのだが、その様子も録画されていることが、映像資料リストに示されていた。

映像資料画面の上段には「関心のある方はお問い合わせください」とあった。さらに「やっとVHSテープからDVD‐Rに焼いた」とも書いてある。私は大口の連絡先をホームページで捜した。やがて大口のメールアドレスを見つけた。私はすぐに、見たい映像があるのだけれども、入手が可能かどうか、メールで問い合わせた。そしてこの日の検索で、関連する書籍も四冊見つけることができた。早速注文した。

大口からはすぐに返信があった。必要なビデオを指定してもらえば実費で、ダビングしてくれるということだった。ただし、会社員なので、作業が土日しかできない。それで、多少時間がかかるということだが、そんなことはまったく問題ない。

その映像資料リストには全部で五一の項目があった。興味深いビデオが多いので、選ぶのがむずかしかったが、全部で二六、約半数の項目を選定し、そのリストを大口にメールした。彼からは翌日の深夜、リストのビデオは全部あるが、時間がかかるという返信が届いた。


やがて注文していた四冊の本も届いた。夕食のあと、私は自室で業務上過失致死罪について、調べてみた。安部が起訴された事件は、業務上過失致死罪というよりも、むしろ殺人罪ではないかと考えていたからだ。入手した本の中に、注目すべきページがあった。そこには業務上過失致死罪が成立するためには三つの主要要件の成立が求められるとしていた。

第一は「実行行為、つまり業務性がある」かどうか、ということ。すなわち、安部が血友病専門医として行ったことが、被害者の死につながったかどうかが問題になる。第二が「危険性を認識しえた、つまり結果予見の可能性があった」かどうか、ということ。これは、その治療行為の危険性に安部が血友病専門医であれば当然気付いたであろうものだったかどうかが、判断の基準となる。そして第三が「危険を避けえる他の手段・方策があったか、すなわち結果回避の可能性があった」かどうか、ということ。これはたとえ安部が血友病専門医として、その治療行為の危険性を知っていても、それを避けるための手段が他になければ、仕方がないということになる。

業務上過失致死罪成立の三要件を理解してみると、安部をこの罪で検察が起訴したことについて、これまでほどの違和感を覚えなかった。そして、安部の弁護人たちがこれらの要件の成立を阻止するために、必死で闘った記録があの本なのだと思った。

私は再び、『安部英医師「薬害エイズ」事件の真実』の中の気になっている部分を読んでみた。まず、実行行為、業務性の部分である。それは「安部医師は、血液製剤を実際に注射した医師ではありません」の項だ。そこには以下のような記述があった。

「本件の患者に実際に血液製剤を注射した医師は、帝京大学病院第一内科の宿直医と研修医であり、安部医師ではありません。安部医師は、自分ではこの患者を診察しておりませんし、注射もしておりません。また、宿直医らが注射したことも知らされておりませんでした。

本来、医師は、自らの責任で患者を診察して治療行為を行うべきものであり、また、医師が自らの患者を診察しないで治療することは法律上禁じられておりますから、本件の注射は、宿直医らの診療行為であって、安部医師の診察行為ではありません。そこで、治療薬の注射という本件の診療行為に対して、医師として責任を負う立場にあるのは、宿直医らであって安部医師ではないことになります」

私はこの文章を読んで、安部被告の弁護士は大学病院での完全ピラミッド型の診療体制を知らないのだろうか、と不思議に思った。たしかに、問題となっている患者に非加熱濃縮製剤を注射したのは安部ではなく、宿直医や研修医であったろう。しかし彼らの診療行為は基本的にはピラミッドの頂点にいた安部の指示や意向に添ったもののはずだ、と思いながら今回入手した本を読み進んだ。すると、この点についての判決文が記載されているページがあった。

「被告人は、本件当時、帝京大学病院第一内科において、第一内科長かつ血液研究室の責任者という指導的地位に就いていたことに加え、血液病の治療について抜きんでた学識経験と実績を有すると目されていたことから、これらに由来する権威に基づき、自ら第一内科における血友病の治療に係る基本的治療方針を決定していた。他の医師が被告人に対し、基本的治療方針の内容について意見具申することは可能であったが、被告人自身が了解しない限り、基本的治療方針が変更されることはなかった。患者に対し直接診療に当たる個々の医師は、独立した権限と職責を有する医師としての立場上、基本的治療方針に沿わない治療を施すことも不可能でなかったが、被告人が容易に反論を許さない姿勢を日頃貫いていたことや、被告人に異を唱えた者がその逆鱗に触れて現に厳しい仕打ちを受けていたことなどから、あえて被告人の意向に背いて基本的治療方針に反する診療を行うような者は、皆無であった。また、血友病の診療を専門としない医師らが血友病の診療を担当する場合には、カルテに記載された従来の治療を踏襲するのが常であった。このように、第一内科に所属する他の医師は、被告人が決定した血友病に係る基本的治療方針を忠実に遵守し、これに従って血友病の診療を実施していた。本件当時、第一内科においては、血友病患者の出血に対し、非加熱製剤が投与されていたが、それは、被告人の意向に従って行われていたものであった」

また別のページには次のような判決文が記載されていた。

「（弁護人の）この主張は、被告人が第一内科において決定的な影響力を行使して非加熱製剤を投与する体制を構築し、かつそのような体制を維持していた事実を無視し、非加熱製剤の投与に関する被告人の役割をことさらに過小評価するものであって、事の実態から乖離しているものといわざるを得ない」

これらの判決文を読んで、安部は通常の臨床系教授の有様とまったく同じだと思った。帝京大学医学部第一内科の医師が日々、安部の逆鱗に触れることがないように、戦戦恐恐としていたのであろうことは容易に想像できた。

ということで、東京地裁の永井敏雄裁判長たちは安部の本件患者に対する非加熱濃縮製剤の投与という実行行為、業務性については弁護側の主張を退け、検察側の主張を認めていた。このことについては、私も大学病院での診療の実態をある程度肌で感じていたので、なるほどと抵抗を感じることなく受け入れることができた。

それでは第二の危険性の認識、結果の予見可能性について裁判官はどのように考えたのであろうか。次にはこのことに注目しながら、ページを繰った。すると、予見可能性に関する判断という項目が目に留まった。

「本件当時における外国由来の非加熱製剤の投与による結果予見可能性について、『（血友病患者を）高い確率でＨＩＶに感染させた上、その多くにエイズを発症させてこれを死亡させることを予見し得た』（本件公訴事実）とは認められない。すなわち、非加熱製剤の投与によって、血友病患者をＨＩＶに感染させる可能性（危険性）は予見し得たといえるが、それが『高い確率』であったとは客観的に認め難いし、ＨＩＶ感染者について『その多く』がエイズを発症するということは、現在の知見においてはそのように認められようが、本件当時においてそのような結果を予見することが可能であったとは認められない。これに対し、エイズを発症した場合にその多くが死亡に至ることは客観的にも予見可能であったし、被告人も現に予見していたものと認められる」

また、次のような判決文も記載されていた。

「しかし、他方において、こうした『高い』、『多く』といったことを別にすれば、本件当時においても、外国由来の非加熱製剤の投与によって、血友病患者を『ＨＩＶに感染させた上、エイズを発症させてこれを死亡させ得る』ことは予見し得たといえるし、被告人自身が、現実にそのような危険性の認識は有していたものと認められる。換言すれば、本件においても、被告人は、結果発生の危険がないと判断したわけではなく、結果発生の危険はあるが、その可能性は低い（少なくとも、検察官が主張する程度よりははるかに低い）と判断したものと認められる」

これらの判決文より、裁判官はＨＩＶ、つまりエイズウイルスへの感染と感染後のエイズ発症の確率が共に低いので、血友病患者の多くがエイズウイルスに感染し、エイズを発症することはないと考えて、検察官が主張するほどの結果は予見できなかったとした、と私は思った。それでは、当時考えられていたエイズウイルスへの感染の可能性はどの程度であったのだろうか。それで、そのことについて調べてみた。

エイズウイルスの抗体検査ができるようになったのは一九八四年四月で、その検査法はエイズウイルスの発見者の一人であるアメリカ国立保健研究所（ＮＩＨ）のギャロが開発した。このことを知った安部は、一九八四年八月、帝京大病院で自分たちが治療していた血友病患者四八名の血液検体をギャロに送って、検査をしてもらった。検査結果が九月に届いた。それによると、四八名中二三名、つまりおよそ半数が抗体陽性であった。裁判では弁護人らはこのデータを用いて感染の確率を計算していた。

これら四八名の血友病患者が非加熱濃縮製剤を注射された回数は一人およそ二〇〇回だった。このことと四八名中二三名が感染した（抗体陽性になった）ことから、一回の非加熱濃縮製剤の注射でエイズウイルスに感染する確率を〇・三三％としていた。だから、この〇・三三％という感染確率が高いか、低いかということだが、裁判官はこれを低いと考えて、結果の予見可能性を認めなかったのだ。

私はこの感染確率は裁判のための方便であって、当時の患者の心情とは相当に乖離した数値だと思った。しかし裁判官の判断がこのようなものであった、ということはわかった。

再び元の本のページに目を戻すと、次のような判決文が書かれていた。

「したがって、本件においては、関係各証拠により認められる程度の結果予見可能性を前提として、なお被告人に結果回避義務違反が認められるかどうかが、過失責任の成否を決定することになる」

ということで、ここから私は結果回避義務違反に対する裁判官の考えに注目して読み進んだ。するとこのことは次のようないくつかの判決文に要約されていると思った。

「医薬品を処方する医療行為についても、一般的に医薬品の副作用などの危険性が伴うことは当然であるが、その点を考慮してもなお、治療上の効能、効果が優ると認められるときは、適切な医療行為として成り立ち得ると考えられる。このような場合、仮に当該医療行為によって悪しき結果が発生し、かつ、その結果が発生することの予見可能性自体は肯定されるとしても、直ちに刑法上の過失責任が課せられるものではない。医療行為の刑事責任を検討するに当たっては、この種の利益衡量が必要となることは否定し得ない」、「本件においては、まずもって、外国由来の非加熱製剤を投与することに伴う『治療上の効能、効果』と『エイズの危険性』との比較衡量が問題となる。また、本件公訴事実において、検察官は、『生命に対する切迫した危険がないものについてはＨＩＶ感染の危険がないクリオ製剤による治療等で対処することが可能であった』から、そのような出血に対しては外国由来の非加熱製剤を投与すべきではなかったと主張している。したがって、本件においては、『外国由来の非加熱製剤の投与』と『クリオ製剤による治療等』との比較衡量も問題となる」、「こうした医療行為の選択の判断を評価するには、通常の医師であれば誰もがこう考えるであろうという判断を違えた場合には、その誤りが法律上も指弾されることになるであろうが、利益衡量が微妙であっていずれの選択も誤りとはいえないというケースが存在することも、また否定できない」、「本件において刑事責任が認められるのは、通常の血友病専門医が本件当時の被告人の立場に置かれれば、およそそのような判断はしないはずであるのに、利益に比して危険の大きい治療行為を選択してしまったような場合であると考えられる」、「本件当時、我が国の大多数の血友病専門医は、各種の事情を比較衡量した結果として、血友病患者の通常の出血に対し非加熱製剤を投与していた。この治療方針は、帝京大学病院に固有の情報が広く知られるようになり、エイズの危険性に関する情報が共有化された後も、加熱製剤の承認供給に至るまで、基本的に変ることがなかった」、「被告人が非加熱製剤の投与を原則的に中止しなかったことに結果回避義務違反があったと評価することはできない」。

これらの判決文を読んで、裁判官は二つの問題点を指摘していると私は考えた。まず第一点は外国由来の非加熱濃縮製剤による治療上のメリットと、エイズウイルスに感染しエイズを発症するというリスク、つまりデメリットとの比較衡量であり、第二点は外国由来の非加熱濃縮製剤による治療と国内産のクリオ製剤による治療との比較衡量である。

エイズの発症を予防するためには国内産クリオ製剤による治療が有効であろうが、それでは血友病の出血に対して外国由来の非加熱濃縮製剤ほどの止血効果がない。これらのメリットとデメリットを比較検討した結果、利益衡量が微妙であって、いずれの選択も誤りとはいえないし、事件当時、血友病患者の通常の出血に対して大多数の血友病専門医は外国由来の非加熱濃縮製剤を投与していた。ということで、安部が非加熱濃縮製剤の投与を中止しなかったのは結果回避義務違反ではないと判断し、無罪としたのだ。

ここで私は外国由来の非加熱濃縮製剤と国内産クリオ製剤による治療の利益衡量が微妙であるという考え方が本当に正しいのだろうか、と思った。クリオ製剤による治療は非加熱濃縮製剤によるものよりは劣っているかもしれない。しかしそうだからといって、エイズウイルスへの感染というリスクとの比較衡量が微妙なものとはとても考えられなかった。それは医者の論理であって、実際にエイズウイルスに感染する危険性のある血友病患者の論理ではない、と思った。この点についてもさらに詳しく調べる必要があると考えた。

裁判官は事件当時、わが国の大多数の血友病専門医は非加熱濃縮製剤を使用していたと述べている。しかし『安部英医師「薬害エイズ」事件の真実』では、このことはわが国だけでなく世界的な傾向で、いわゆる世界標準、グローバル・スタンダードでもあったと主張している。このことについて安部の弁護人たちの主張をまとめると、次のようになる。

アメリカには米国血友病財団（ＮＨＦ）があり、ＮＨＦの医療科学諮問委員会（ＭＡＳＡＣ）

はエイズと血友病治療に関する勧告策定に指導的役割を果たしていた。一九八四年十月十三日改定のガイドラインでもクリオの適用対象は、新生児および四歳以下の幼児と過去に非加熱濃縮製剤による治療経験のない、新たに認定された患者、いわゆるバージン・ケースに限定している。一般の患者についてはこれまでと同様の凝固因子による治療を継続する、つまり非加熱濃縮製剤の使用を禁止していない。

米国ではB型肝炎対策として一九八三年三月、すでに加熱濃縮製剤の使用が認可されていた。このときのガイドラインでは、現在、非加熱濃縮製剤による治療を受けている者は、エイズに対する防御効果は未だ証明されていないとの理解の下で、加熱濃縮製剤に替えることを強く考慮すべきである、となっている。

以上のようなNHFのガイドラインを読んで、私は非加熱濃縮製剤の使用変更を正当化するだけの確実な証拠がないので、その使用を継続するとしても、加熱によりエイズウイルスも不活化される可能性があるので、加熱濃縮製剤に替えるべきではないか、と言っていると思った。四歳以下の乳幼児とバージン・ケースをクリオ適用としたのも非加熱濃縮製剤が危険と考えているからに他ならない。

つぎは世界血友病連盟（WFH）の治療方針である。WFHは一九八三年六月にストックホルムで医学委員会と総会を開いた。このときの医学委員会と総会で、現時点では血友病の治療の変更を勧告するだけの証拠は不十分であり、したがって治療は個々の医師の判断に従って、どのようなものであれ、入手可能な血液製剤を用いて継続、ということが決議された。これとまったく同じ議案が翌年、一九八四年八月、リオデジャネイロで開催されたＷＦＨの総会でも採択された。一九八五年にはＷＦＨは総会を開いていない。したがって、安部が業務上過失致死罪に問われた事件の頃、つまり一九八五年五月〜六月でも非加熱濃縮製剤による治療はＷＦＨも認める治療法であり、グローバル・スタンダードだった、と弁護団は主張している。

ここでも私はＮＨＦの場合と同じことを感じた。すなわち、ＮＨＦでは治療法の変更を正当化するだけの確実な証拠がないといっており、ＷＦＨは治療法の変更を勧告する証拠が不十分といっている。当時、国内の血友病患者は非加熱濃縮製剤の危険性を本能的に感知し、エイズの恐怖におののいていた。しかし、国内外の血友病専門医は、確実な証拠や十分な証拠がないことを理由に、非加熱濃縮製剤を使いつづけた。そして、この論理はやはり、実際にエイズウイルスに感染し、エイズを発症するリスクのある血友病患者の論理ではない、と思った。国内だけでなく、国際的にも、このような論理がまかりとおったのだ。私には信じられなかった。詳しく調べることの必要性を痛感した。

第二章　デフォルジェの警告

エイズはいつ頃から問題になりはじめたのであろうか。はじめからエイズという病名がついていたのではない。もともと健康だった二十九歳から三十六歳という若い同性愛の男性五人が一九八〇年と一九八一年にロサンゼルスで咳、発熱、呼吸困難を主症状とする真菌類縁微生物によるカリニ肺炎と診断された。カリニ肺炎というのはアメリカでは重症の免疫抑制状態の患者にしか発症しないし、年間の発症率は人口一〇〇〇万人あたり三例と推定されていた。とても珍しい病気なのだ。それで、何かが起こっていると感じたカリフォルニア大学ロサンゼルス校のゴットリーブが一九八一年にアトランタの疾病管理センター（CDC）に報告したのが、ことのはじまりだった。

一九八一年七月三日のCDCの『疾病週報』（MMWR）は過去三十カ月のあいだに年間推定発症率が一〇〇〇万人に二人〜六人という、これもまたとてもまれなカポジ肉腫という皮膚に黒紫色の斑点ができ、腸管や肺などにも発生する悪性血管肉腫患者がニューヨークとカリフォルニアで、やはり同性愛の男性に二六人も発症し、八人が死亡と報告した。つまり、一九八〇年頃から、カリニ肺炎やカポジ肉腫というそれまでとてもまれだった疾病の患者が急に増えはじめる。それも男性同性愛者や注射針を使う薬物静注者などにである。これらの病気は体力が衰えて、免疫能がとても低下したときに発症する、いわゆる日和見感染症だ。それが特定の生活習慣のある一部のグループで急増する。それで、みんながおかしいと思うようになった。

免疫能が異常に低下した患者がそれ以後も増えつづけるので、アメリカ公衆衛生総局は一九八二年七月二十七日の会合で、この奇病を後天性免疫不全症候群、いわゆるエイズと命名する。ちなみに、一九八一年六月一日から一九八二年九月十五日までにCDCが何名のエイズ患者の報告を受けているかというと、この一年三カ月ほどのあいだに五九三人が発症し、二四三人、四一％が死亡している。死亡率はとても高い。

その症状の内訳は、カポジ肉腫フリーのカリニ肺炎がもっとも多くて五一％、カリニ肺炎フリーのカポジ肉腫が三〇％、両疾患の合併が七％、そして両疾患フリーでカンジダのような真菌などによる日和見感染症が一二％となっていた。このようにカリニ肺炎とカポジ肉腫それからカンジダなどの日和見感染もエイズ診断のカギになっている。

五九三人の内の七五％がホモか両性愛の男性だから、これが圧倒的に多い。ホモの経験のない麻薬静注者が一三％。ちょっと不思議だがアメリカ在住で、ホモでも麻薬静注者でもないハイチ人が六％いる。それから、ホモでも麻薬静注者でもハイチ人でもない六十歳以下のエイズ患者の中に血友病Aの患者が二人いた。だから全体からすると、血友病患者は〇・三％ということになる。そして、その他が五％だ。

奇病として、血友病患者のケースが『ＭＭＷＲ』に報告されたのを調べてみると、一九八二年七月十六日に血友病Aの患者がエイズとの関連ではじめて報告された。このときは六十二歳と五十九歳と二十七歳の三名で、いずれもカリニ肺炎と診断されていて、六十二歳と五十九歳の二人が死亡している。六十歳以下ということで、六十二歳の患者は先程の血友病患者には含まれていない。だから二人になっていた。五十九歳と二十七歳の患者については細胞性免疫で重要な免疫能を高めるヘルパーＴ（T_4）細胞と免疫能を抑制するサプレッサーＴ（T_8）細胞が測定されており、前者が減少するので、相対的に後者が多くなる。結果として両者の比が逆転する。

エイズでは常にリンパ球が減少して、T_4とT_8の比が逆転してしまう。T_4細胞は免疫系の司令長官、かなめの細胞だ。だから、この細胞がやられると免疫系はメチャクチャになって、機能しなくなる。つまり免疫不全になる。

この三人は重症の血友病Ａ患者だったので、長年にわたって、非加熱濃縮第Ⅷ因子製剤を何回も注射されている。ＣＤＣはこのことを血友病治療センターの所長に連絡するとともに、アメリカ血友病財団（ＮＨＦ）と共同して、奇病の発生状況などについて詳しい調査をはじめる。また、免疫抑制剤による治療を受けていない血友病患者の日和見感染症を診断した医師は、そのことをＣＤＣに報告するよう、通知した。

その後の四カ月で、四名の血友病Ａ患者がエイズと診断されるが、その内の一人は十歳だった。そして、七歳の子はエイズの疑い。四名はそれぞれアラバマ州、ペンシルベニア州、オハイオ州、ミズーリ州で診断されたのだが、いずれもそれらの地域では最初のエイズ患者だった。四十九歳の中等度の血友病Ａ患者以外は七歳の子も含めて、重症の患者。だから、かなり多量の非加熱濃縮第Ⅷ因子製剤が注射されている。そして血液製剤以外にはエイズを発症するリスク因子がなかった。つまり、ホモでも麻薬静注者でもハイチ人でもなかった。

そこで、過去数年間について、最初の三名の患者も含めて非加熱濃縮第Ⅷ因子製剤の製造会社やロットを調べたが、共通の製造会社とかロットは見つからなかった。問題なのは、血友病の子どもにエイズの危険性があるということと、血友病患者でエイズが増えているということ。NHFとCDCは、過去五年間の血友病患者でのエイズ関連疾患の罹患状況について全国調査を行った。

ハイチ人にエイズが多い理由は風土病だろう。麻薬静注の場合は注射針の使い回し、ホモもやはり血液や体液からの感染ということからすると、血友病患者では非加熱濃縮製剤からの感染というのがもっとも可能性が高いと考えられる。それに濃縮製剤の場合には何千人何万人もの血漿をプールして製造するから、エイズ患者の血漿が混入する危険性がとても高いし、そのロットのすべてが汚染されるから、さらに怖い。この時点ではまだエイズの病原体は見つかっていないが、CDCの専門家は病原体はある種のウイルスと考えていたのではないだろうか。

とにかく、CDCの専門家の危機感は相当なものだった。とくに十歳以下の血友病患児がエイズの危険にさらされているということに。ここまでの話は一九八二年十二月十日の『MMWR』の記事によるが、この『MMWR』には血液が感染源ということを直接的に示すとても重要な症例も報告されている。

それは母親との血液型不適合のため胎児赤芽球症を発症し、一九八一年三月三日に帝王切開で生まれた白人の男の子だ。生後一カ月間の入院中に一九人から提供された血液により、全血や赤血球それに血小板の投与を受けた。四月の退院後は健康状態は良好に見えたが、生後四カ月で肝脾腫大症と診断され、生後七カ月で重症の中耳炎のため再入院。そのとき、口腔カンジダ症の治療も受けている。月齢九カ月では、無食欲、嘔吐、黄疸を発症、非A非B型肝炎と診断された。月齢十四カ月では、好中球症、自己免疫性の溶血性貧血、血小板減少症を発症、そしてT細胞数の減少と機能障害もあった。さらに、その三カ月後にはトリ結核菌による感染症も発症。これはエイズ患者に特有の日和見感染症だ。この子は病気になるために生まれてきたともいえる。

あまりにも病状がひどいので、ドクターたちもいろいろと調べた。この子の両親と兄はみな健康だし、ハイチ人でもないし、麻薬もしない。父親はホモでもない。家族はエイズのリスク因子フリーだった。原因は血液を提供した一九人の中の一人にあった。

その人はサンフランシスコ在住の四十八歳の白人男性だが、一九八一年三月十日の採血時には見た目には健康だった。だから、この血液の血小板が三月十一日に赤ちゃんに投与された。ところが、この男性は一九八一年十二月にカリニ肺炎と診断され、一九八二年三月にはエイズに特徴的な免疫不全状態となった。その後口腔カンジダ症、体重減少、サルモネラ菌による敗血症、肛門周囲の疱疹、原因不明の脳炎、全身性のサイトメガロウイルス感染症を併発し、結局、一九八二年八月に亡くなった。このエイズ患者の血小板製剤を介して、赤ちゃんにエイズの病原体が感染した、と考えられている。他人の血液ほど危険なものはないということだ。三月の採血時には健康だったのに、その九カ月後にカリニ肺炎、つまりエイズと診断されていることを考えると、この病原体の潜伏期はかなり長いということになる。

この赤ちゃんのすべての症状が大人のエイズ患者のものとよく似ているだけではなくて、先天性の免疫不全症のいずれとも考えられない。だから、血液や血液製剤を介してエイズの病原体が感染するという仮説は支持される。ということで、政府は血友病患者を治療する血液製剤がエイズの感染源になっていることに焦点を当てた諮問委員会を招集する。

一九八二年の年末、血友病患者では七、八名しかエイズと診断されていないときに、アメリカ政府はこの問題に正面から取り組もうとしている。そして、一九八三年一月四日、かの有名なアトランタ会議が開かれる。

公衆衛生総局がＣＤＣ（疾病管理センター）のあるジョージア州アトランタで、ＣＤＣはもちろんのこと、食品医薬品局（ＦＤＡ）や国立保健研究所（ＮＩＨ）といった政府機関、米国赤十字社、血液銀行、米国血友病財団（ＮＨＦ）、血液製剤メーカー、血友病専門医、男性同性愛者の代表らを招集して、エイズに対する血液・輸血の安全性を確保するための会議を開いた。これがいわゆるアトランタ会議だ。この時点で、ＣＤＣは血友病治療のための血液製剤、つまり非加熱濃縮製剤に対して、かなりの危機感を持っていた。だから、エイズ患者の多くがＢ型肝炎を患っていたことから、Ｂ型肝炎の抗体検査をエイズに感染している可能性のある供血者選別のための代替検査として使おうとした。しかし、負担増を嫌う血液銀行が抵抗して、失敗。男性同性愛者を供血者から排除しようとする案にはゲイの人権団体が差別だといって反対した。このように、関係者の思惑と利害が錯綜して容易に結論が出せなかった。

この会議の模様は『サンフランシスコ・クロニクル』紙記者のランディ・シルツが一九八七年に出版した本（邦訳『そしてエイズは蔓延した』）に詳しく描かれている。それによると、政府内にはゲイの病気だから、という偏見と軽視があって、エイズ流行初期の大切な時期に適切な対策の実施が妨げられたということだ。そのことを膨大な取材活動で明らかにし、全米で大ベストセラーとなった。その本から該当部分を抜粋してみる。会議の様子が実感できるだろう。

〈CDCがこの会議に望んでいたのは、何らかの措置を講じて、この国の血液供給体制を襲った新症候群の脅威に歯止めをかけることだった。しかし、会議が始まる前にすでに明らかになった通り、各団体がそれぞれの議題を持ってきており、そのリストの中では、エイズが広がる可能性を阻止するための議題はあまり重視されていなかったのである。血液銀行関係者は、エイズが血液を通じてうつるというCDCの主張をあからさまに疑った。何人かのFDAの職員はあいかわらず、エイズの存在すら納得していなかった。ゲイグループは早くから非難の声をあげ、供血者の選別検査は同性愛者をスケープゴートに仕立てるものだと主張していた。〉

一九八二年九月中旬の時点で五九三名の患者がいて、その内の二四三名、四一％もが死亡するような未知の超危険な病気が発生していた。ＣＤＣの専門家の意見に耳を傾けるべきなのに、誰もそうしなかった。抜粋を続ける。

ＣＤＣエイズ特別調査班長ジェームズ・カランは血液業者に二つの選択肢を示した。ハイリスク・グループの人びとの供血を拒否する方針をとるか、あるいは血液検査を開始して、エイズを保菌している疑いのある者を排除するかのいずれかである。カランは血液銀行関係者に次のような冷厳な事実を示して話をしめくくった。エイズには少なくとも一年の潜伏期間がある。血液銀行が今日いかなる策をとろうとも、今後一年間は何の効果もあらわれないはずだ。そのあいだにもエイズは血液によってさらに多くの患者に潜伏し、発症するだろう。

すべての血液製剤を検査する方向にこの場を説得するのは、ＣＤＣ屈指のウイルス学者で免疫学者のトマス・スピラにまかされた。エイズ特別調査班としては何としても血液銀行にこの路線に従ってもらいたかった。エイズそのものの検査法はまだ存在しなかったが、スピラは数週間を費やして、他の因子による識別法でエイズ患者の血液を調べていた。エイズ患者の血液を識別する特徴は簡単に見つかった。エイズリスク・グループに入る者――ゲイの男、麻薬注射常用者、血友病患者――は、ほとんど全員がこれまでにＢ型肝炎を患っていたからである。たいてい、肝炎ウイルスは回復後に消滅していたが、血液にはいぜんとしてウイルス核に対する抗体が残っていた。このようにしてスピラが見出したのは、ゲイのエイズ患者の八八パーセントが肝炎核抗体をもち、麻薬注射常用者のエイズ患者は全員が血液にその抗体があったことである。また、リンパ節腫脹《しゅちょう》のある人の八〇パーセントが抗体を保持していた。スピラによれば、この検査でエイズ保菌者を完全に選別することはできないにしても、輸血によるエイズ感染の脅威を大幅に縮小するところまで、エイズ保菌者を排除できるはずだった。

ＣＤＣの所員たちの望みとしては、かわりのマーカーによる検査のデータによって、血液銀行と血液製剤の製造業者がエイズに関して何ができるかを話し合ってもらいたかった。だが会議は、輸血によるエイズの存否をめぐる白熱した討論の場と化してしまった。

「事実を誇張しないでほしい」と言ったのは、ニューヨーク血液センター所長のアーロン・ケルナー博士だった。「供血者が原因であるエイズ患者はせいぜい三人で、そのうちの二人の症状はきわめて軽い。それに血友病者の感染者はほんの一握りなのだ」

ケルナーはさらに続けた。提案された検査を自分のセンターで実施するには五〇〇万ドルかかる。検査が偽陽性の場合は、エイズに感染していなかった血液を無駄にする結果になりかねない。「やりすぎは慎むべきだ。証拠は乏しいのだから」と彼は言った。

ジョゼフ・ボーヴ博士もこの反対派に加わった。ボーヴはエール大学病院付属血液銀行の理事で、ＦＤＡ血液安全諮問委員会の委員長だった。「われわれがこのような広範囲に及ぶ手段を考えているのは、たった一人の幼児が、のちにエイズを発病した供血者から輸血を受けたあとでエイズになり、ほかにも同様な例が多少はある可能性が考えられるからにすぎない」

ＣＤＣ副所長のジェフリー・コプランは驚いてこう言った。「さし迫った危機に目をつぶり、

もっと患者が出るまで待とうなどと言うのは、公衆衛生上、好ましい態度ではない」〉
　同じ危機に直面しても、立場がちがうとこんなにも考え方や対応がちがってくるものなのか、と驚く。ダイオキシンや環境ホルモンのときもそうだった。こういう問題の場合はやはり予防原則の観点から対処することが悲劇を増大させないためには絶対に必要だ。しかし、それは現実にはなかなかむずかしい。私はCDC副所長の考えを支持する。それとやはり現実にエイズ患者の発症状況や死亡率、悲惨な病状に目を向けていると、直感のようなものが働いて見えてくるものがある。それは、現場の人でないと絶対にわからない。その差もあるのだろうが、この会議の結果が血友病患者のエイズ対策に大きく影響する。そのことはCDCの研究員たちにはわかっていた。そのことについて、記述している部分を抜粋する。
〈CDC血友病専門官のブルース・エヴァットが血友病者として最初のエイズ患者らしき者が出たと聞いたのは一年前だった。彼は当時、もっと患者が出るだろうと予測したが、問題は誰も予測しなかったほど急速に拡大していた。また、エヴァットには予測もできなかったが、CDCは公衆衛生行政を動かそうとしたが、徹底的な妨害にあった。CDCは孤立し、途方に暮れた。この事態は愚かな過ちとして、しかもひどく愚かな過ちとして歴史に残ることだろう、と彼は思った。〉
　CDCエイズ特別調査班のドナルド・フランシスは机を拳で激しくたたいた。防疫センターの所員たちはいささか困惑して、顔を見合わせた。血液銀行の関係者は怒りをあらわにした。

「何人が死ななければならないのですか?」とフランシスは叫び、再び拳で机を叩いた。「何人が死ねばいいのですか。こういうことが起こっていると、みなさんが信じるのに必要な死亡者数を示してください。それがはっきりしてから集まれば、何かに手をつけることもできるでしょう」〉

フランシスの考えでは、その場に集まった血液銀行界の指導者たちの態度は、良く言っても怠慢による殺人だった。

この激しい言葉を何も対策を取らずに散会しようとする関係者に対して、激昂したフランシスが投げつけた。しかし今になってみると、これは世界中の被害者の誰もが抱いている痛切な思いでもある。

フランシスをはじめとして、CDCの研究員たちには先見の明があった。しかし一方で、不思議なのはNHF（米国血友病財団）だ。NHFは血友病患者の全米組織だ。なのになぜ、その代表者はCDCに賛同して、対策を取らせようとしなかったのだろうか。それとCDCは徹底的な妨害にあって、孤立したということだが、どうしてだろうか。

NHFの代表者がこの会議で、どのような言動をしたのか私にはわからない。だが、この会議の十日後、すなわち八三年一月十四日にNHFは血友病患者のエイズ予防策として、治療に当たる医師、非加熱濃縮凝固因子製剤の製造業者、地域供血センターに対して一三項目の勧告を出した。医師に対しては、優先すべき医学上の徴候がある場合を除き、新生児および四歳以下の乳幼児、過去に濃縮凝固因子製剤を投与されたことのない、いわゆるバージン・ケース、それと軽症の血友病患者に対しては、クリオ製剤を使用することを勧告した。また、血液製剤メーカーに対しては、直接的な質問によって、エイズ伝播の危険性の高い者を特定するとともに、エイズを伝播するかもしれない供血者を排除するための努力をすること、ウイルスを不活化するための製造方法の開発を急ぐことなどを勧告した。まだエイズの病原体がわかっていないのに、ウイルスの不活化などといっているのはおかしいが、その可能性はとても高いとは思う。非加熱濃縮製剤がエイズ伝播の原因と考えられているのに、その使用を全面的に即中止して、クリオ製剤に切り替えよ、とはしていない。この時点では、血友病患者のエイズ発症者が少ないので、NHFの危機感はそれほどでもなかったのだろうか。

この頃、アメリカで血友病患者の治療に使われていたのは、ほとんどが非加熱濃縮製剤だった。クリオ製剤の供給は大丈夫だったのか。一部とはいえ、クリオを使え、ということになると、そういう問題が出てくる。それで、NHFがこの勧告を出す一日前、つまり一月十三日、米国血液銀行協会と米国赤十字社、それと地域供血センター評議会は、医師が輸血の必要性と危険性のバランスを考えて、血液を使用するようキャンペーンすることや、クリオ製剤の需要増大に対する準備をすることなどについて、共同声明を発表している。

CDCが妨害されて、孤立したのは実際には発生しなかった幻の「ブタ・インフルエンザ流行」事件のせいだといわれている。

それは一九七六年だから、アトランタ会議の七年前になる。このとき、CDCの流行予測にもとづいて、約四〇〇〇万人がワクチンを接種した。しかし、ブタ・インフルエンザの大流行は起こらなかった。ところが問題はそれだけではなくて、ワクチンを接種したあとに、それが原因と考えられる死者が四一名も出た。この事件はCDCの自信を喪失させただけでなく、その信頼をほぼ完全に失墜させた。そのために、他の公衆衛生関連組織は、CDCの警告に対して、相当懐疑的になったらしい。その後遺症がまだ残っていて、CDCのエイズ流行の予測とその対策に賛同しなかった遠因になったといわれている。

米国血液銀行協会や米国赤十字社らが共同声明を出したのと同じ八三年一月十三日付の医学雑誌に血友病患者とエイズとの関連で歴史的な二つの論文と一つの論説が発表された。その雑誌は『ニューイングランド・ジャーナル・オブ・メディスン』（NEJM）だ。『NEJM』の読者は医学生から世界の第一線の医学者までとても広範なだけではなくて、アメリカの一般世論への影響も大きい。

二つの論文のそれぞれのファースト・オーサー（筆頭著者）はクリーブランド大学病院のレダーマンとウィスコンシン東南部血液センターのメニトーブだった。彼らは細胞性免疫の状態について、健常者と血友病患者で比較し、さらに血友病患者では非加熱濃縮製剤とクリオで治療されたグループについても比較・検討した。ここでもっとも注目されるのは、やはりエイズ患者での異常が特徴的なヘルパーT（T_4）細胞とサプレッサーT（T_8）細胞の比、つまりT_4／T_8の値である。この値が非加熱濃縮製剤治療群では低下するのに、クリオ治療群では低下しない。ただし、低下の度合はエイズ患者ほどではなかった。とくにメニトーブの研究では、治療に使用された非加熱濃縮製剤とクリオの量がほぼ同じグループ間で比較しても、結果は同じだった。このことから、血友病患者でも、非加熱濃縮製剤で治療された患者は今のところはエイズを発症していないけれども、その予備軍の危険性がある。すなわち、非加熱濃縮製剤によりエイズが伝播される可能性があることを示唆した最初の研究だった。

『ＮＥＪＭ』の論説というのは新聞でいえば社説のようなもので、この医学雑誌の発行母体であるマサチューセッツ医学会の公式見解のようなものだ。一月十三日号では副編集長のデフォルジェがその二つの論文との関連で「エイズと血友病の予防的治療」と題する論説を発表した。

マサチューセッツ州というのはハーバードとかＭＩＴのある州。そういう州の医学会が発行する雑誌だから『ＮＥＪＭ』は有名だし、世界中で信頼されている。

彼らの研究結果などにもとづいてデフォルジェは次のように警告した。血友病患者がエイズの危険にさらされているという事実は明白になりつつある。クリオがこのリスクを軽減するのであれば、現在の非加熱濃縮製剤による自己注射療法を修正する必要がある。このような急進的な治療法の変更には証拠はまだ不十分かもしれない。しかし、エイズを予防するためには、そうすることを考えるときである。

血友病患者だけでなく、ホモや麻薬静注者などでのエイズ患者発生の経過を考えると、彼女の警告はもっともと思う。しかし現実に実行できるかというと、なかなかむずかしい。

ＮＨＦの勧告のところでも述べたように、当時の治療はもうほとんどが非加熱濃縮製剤だった。それを一気にクリオに変えるとなると、大変な供給不足になる。アメリカは人口が日本の倍だから、血友病患者も日本の倍はいる。短期間でのクリオの量産は不可能だ。

アメリカではクリオは血液銀行が製造していたので、血液銀行にとっては大きなストレスになるだろう。それと、もう一つの問題はアメリカのクリオは日赤のものと同じく、液状だった。だから、マイナス二〇度で凍結保存しなくてはいけない。凍結乾燥している非加熱濃縮製剤に比べて、不便だし、自己注射にもやや難点がありそうだ。

それでも、エイズを予防するためには、そうするしかない、ということなのだが、ことはそう簡単ではなかった。五月二十六日号の『ＮＥＪＭ』にレダーマンとメニトーブの論文とデフォルジェの論説に対する批判とコメントがいくつか掲載される。

一つは、血友病患者についての批判で、肝臓の酵素活性が正常だとT_4／T_8レベルが低下し、酵素活性が高いと正常なレベルに近づく傾向があるが、彼らの研究結果はその影響ではないのか、というものだった。これに対してメニトーブらは、ＡＬＴ活性の正常な患者と高い患者で、T_4／T_8レベルを比較したが、ちがいはなかったと、同じ五月二十六日号の『ＮＥＪＭ』で反論している。ただ、メニトーブらの研究とそれを批判したサイーディらの研究はいずれも被験者が二〇人ほどの研究で、例数が少ないという問題はあった。

次はレダーマンらの研究に対するものだ。私もこの論文を読んだとき、今ひとつすっきりしなかったが、やはりそのことを指摘している。というのはクリオ群の一人はそれまでに二回非加熱濃縮製剤による治療を受けているし、非加熱濃縮製剤群の治療回数が一年間に一人あたり三回から二〇〇回で、随分と個人差がある。それと統計解析の手法が単純すぎるということ。さらにはエイズはホモとか麻薬静注者とかハイチ移民に多いが、研究に協力した血友病患者にこういう人はいないのか、ということを質問している。これらのクレームに対してレダーマンらは、クリオ群の非加熱濃縮製剤が投与された患者を除き、非加熱濃縮製剤群で、治療回数が三回の患者を除いて、より高度な統計解析をしても、結果は同じだったとして、批判を退けた。また、ホモなど他のリスクグループの人もいないということだ。レダーマンたちはクリオが安全ということではなくて、惹起される免疫異常から考えると、非加熱濃縮製剤がより危険ということを指摘したいのだ。

このようにメニトーブやレダーマンらに対するいずれの批判も的を射ていない。つまり、彼らの主張は正当化される。すなわち非加熱濃縮製剤によりエイズ発症のリスクが高まるので、何らかの対策を講ずるべし、ということになる。

あと三つあるコメントの内の一つは完全にメニトーブらの主張に賛同している。すなわち、血液とか血液製剤によるエイズの感染を阻止するために、供血者の免疫状態をチェックして、異常値を示した場合には供血を拒否し、精密検査を受けさせる。また供血あるいは売血リピーターには定期検査を行って、血液の安全性を確保すべしとしている。

残りの二つがデフォルジェの論説に対するコメントだ。一つはワシントン州シアトルのピュージェットサウンド血液センターの二人の医師からのもので、もう一つはマサチューセッツ州ウスターのウスター記念病院の医師からのもの。

まずシアトルの血液センターのコメント。第一はデフォルジェが凍結クリオでは自己注射療法はむずかしいと述べていることに関するもの。彼らは過去十二年間、五歳から五十一歳までの重症の血友病患者に対して凍結クリオでの自己注射療法を行っているが、何の問題もなかった。ということで、彼女の考えを否定している。つまり、凍結クリオでも自己注射療法は十分に実行可能ということなのだ。第二は血友病患者でも健常者でも一回だけの検査では異常値を示すこともあるので、その結果でもって性急な変更や必要とされる治療の中止には注意すべきということ。これはデフォルジェの提案に反対しているということではなくて、慎重に対処すべしということである。しかしレダーマンやメニトーブらの研究以外に、デフォルジェの論説の根拠には、まだ学会発表のアブストラクト（要旨）の段階だが、血友病患者での同じような免疫異常を報じた研究が二つあるし、ＣＤＣの調査もある。一回だけの検査でも、異なる研究者がときと場所を変えて行った研究が同じ結果になるということは、それなりの意味があると判断すべき、と考える。以上がシアトルの血液センターからのコメントだ。

ウスター記念病院の医師からのコメントは次のようなものだ。レダーマンらの研究で、クリオ群の患者の一人が非加熱濃縮製剤による治療を受けていたことと、非加熱濃縮製剤群で治療回数の個人差が大きかった問題点を指摘。非加熱濃縮製剤での血友病の治療ではB型肝炎感染の問題がすでにあって、クリオでも同様の感染が発生していた。ただ、軽症で、輸注量の少ない血友病患者では感染が抑制されるので、この点は考慮すべきである。また、クリオへの全面的な治療変更は、おそらく、その供給能力を超えている。以上のような点を考慮すると、エイズを予防するという視点では、軽症患者や幼児には非加熱濃縮製剤による治療をしない、可能な限り供血者からハイリスク・グループを排除する、エイズに関連する研究のスピード・アップをはかる、遺伝子組み換え技術の導入による凝固因子製剤の開発を促進する、どのような血液製剤であれ、必要以上に投与しない、などの対策を取るのが賢明であるとしている。だから別にデフォルジェに反対しているのではなくて、折衷案みたいなものを提案している。

B型肝炎ウイルスのキャリアの割合は、アメリカは日本より低く、当時で国民の〇・五%前後だろう。すると、クリオでもそれくらいの割合で、B型肝炎ウイルスが存在する可能性がある。エイズの割合に比べれば、はるかに高いのだから、その感染とエイズ感染を同等に考えるのはまちがっている。これまでのいずれの研究でも、同じ結果が出るというのは、それだけ影響の方向が同じということだし、被験者数が少ないのに、同じ結果が出るということは、それだけ影響が強いということだ。私だったらむしろ非加熱濃縮製剤のリスクがとても高いと判断するのだが、いろんな考えの人がいるものだ。しかし、ウスター記念病院の医師のコメントは一月十四日のNHFの勧告と大筋では同じだ。

ところで、一九八三年三月四日付『MMWR』（CDC『疾病週報』）によると、エイズ患者の届出数が一九八一年には一日一人のペースだったのが、一九八二年の終わりから一九八三年の初めには一日に三〜四人に増えている。この間に患者の発生が三〜四倍になったということだ。だから、エイズを伝播可能な人は、エイズ患者よりもかなり多いといっている。つまり、エイズを発症していない潜伏期の保菌者が相当いるということだ。感染症でもっとも危険なのは保菌者である。誰にもわからないからだ。そしてエイズの潜伏期はこの時点では数カ月から二年としている。ほんとうははるかに長いのだが。

この『MMWR』で公衆衛生総局は五つの勧告を発表した。第一にエイズまたはその疑いのある者との性的接触は避けるべきである。ハイリスク・グループに属する者はセックス・パートナーが多いほどエイズ感染のリスクが高まることを認識する必要がある。第二に、暫定的な措置として、ハイリスク・グループに属する者は血漿と血液の提供を控えるべきで、採血センターはこの勧告を供血者に知らせる必要がある。FDAは現在、血漿分画製剤メーカーと採血施設に対する新たな勧告を作成中である。これは特異的な検査が可能になるまでのあいだ、受血者を守るための暫定措置である。第三に、エイズを伝播する可能性の高い血漿と血液を効果的に同定し排除するスクリーニング検査には、詳細な病歴や健康診断、特異的な臨床検査が必要である。第四に、医師は輸血の適用に厳格に従い、自己輸血を奨励する必要がある。第五に、一月十四日にＮＨＦが勧告したように、血友病患者治療用血液製剤の安全性を高める技術開発をつづけることが求められる。

痒いところに手が届かないもどかしさがある。だが、エイズを検出する特異的検査法がない状況でのことだから、仕方がないということだ。

この勧告の中に、ＦＤＡ（食品医薬品局）が新たな勧告を作成中とあったが、それは三月二十四日に発表された。供血者からのエイズ伝播のリスクを低減するためのもので、それには多くのセックス・パートナーを持つ男性同性愛者または男性両性愛者、ハイチからの移民、麻薬静注者、エイズリスクの高い人のセックス・パートナーに対してエイズ問題が解決するまで、血漿の提供を控えさせる。リスクの高いグループの供血者から血漿を採取した場合、その血漿にはアルブミンやグロブリンなどの製造に限定というラベルを添付させる。また、採血時の問診や健康診断では寝汗や発熱、原因不明の体重減少など、リスクのある人を識別するための具体的な項目が盛り込まれた。より具体的で、実用的になったといえる。

この三日前の三月二十一日、ＦＤＡはＢ型肝炎対策のためではあるが、トラベノール社の加熱濃縮第Ⅷ因子製剤を認可した。加熱によって、Ｂ型肝炎ウイルスが不活化されるので、血友病患者も加熱濃縮製剤ではＢ型肝炎に感染しなくなる。

五月二十四日に公衆衛生総局はエイズに関する声明を発表した。その中でこの加熱濃縮製剤について「エイズの原因がわからないので、確信できないけれども、肝炎と同様に、エイズに関しても血友病患者の防御になることを期待している」とした。彼らはこの段階ですでにエイズの原因もウイルスと考えていたのだろう。

一九八三年六月、わが国でエイズ研究班ができる。この研究班を立ち上げた厚生省生物製剤課長の郡司篤晃《ぐんじあつあき》は、『ＮＥＪＭ』の五月二十六日号にメニトーブらの研究やデフォルジェの警告に対する反論が多数あって、彼女の警告を受け入れられなかった、とことあるごとに述べている。しかし、実質的には反論に相当するものは何もない。彼は自分たちの選択の正当性を主張するために、国民を欺いている。大口のビデオには郡司の国会での証人喚問もある。このことは次章で確認する。

第三章　エイズ研究班のミス

大口氏からビデオが届いた。それは白いプラスチック製のCDボックスに入っていた。私はまず、当時の被害者の有様を見ることにした。最初に注目したのは一九九六年六月二日に放送されたNHKスペシャル『薬害エイズ患者最後の証言』だった。

私はテレビのスイッチを入れると、そのCDをボックスから取り出して、セットした。リモコンを操作すると、やがて映像が出てきた。

――エイズウイルスに汚染された血液製剤が血友病患者たちに大きな被害をもたらしました。およそ二〇〇〇人が感染し、この十年の間に四〇〇人以上が亡くなりました。これはエイズを発病した患者たちが最後の病床で語り残していった言葉です。（略）東京HIV訴訟原告弁護団は五年にわたり、患者たちの最後の証言を記録しました。というナレーションが流れた。医師に付き添われた痩せ細った患者が車イスに乗って病室に入ってきて、ベッドに横たわった。三十代半ばでエイズを発症した患者は絶えだえに話しはじめた。

「国は厚生省は……製薬……の中にウイルスがあるということを知りながら……製薬を回収する指導調査もせず怠り……企業はそれをいいことに単価の高い薬をすべて売りさばいてしまった。……それを知っててわざと……癒着があるのか知らないけれども、あまりにも非人間的だと思います。……それが悔しいで……何かこのままみんな血友病で感染した人は黙って死んでいってくれよという感じがして大変悔しい。悔しくて……このまま死ぬわけにはいかないと思いまして……訴訟に……入りました」

地獄を生きた怨念の声はやがて悲痛な涙声になった。

――今、五日に一人が亡くなっています、というナレーション。

一九七九年、十七歳のときから一九八五年秋までミドリ十字の非加熱濃縮製剤を自己注射しつづけた二十八歳の患者はやはり、痩せ細った体でベッドに横たわり、悔しいといった。

また、五歳で血友病を発病した患者は、三十年以上治療を受けていた医師に対して、裏切られた感じ、腹が立った、自殺を考えた、入院したくない、病院で死にたくない、病気で殺されるといい、そして死ぬ前にあの医師を訴えてやりたいという言葉を残した。その遺志は家族によって受け継がれた。

――一九八三年、非加熱濃縮製剤の危険性が指摘されました。しかし、血友病専門医たちは使いつづける、というナレーション。

一九八六年一月、ＨＩＶ感染の告知を受け、ミドリ十字の非加熱濃縮製剤で治療を受けていた患者はいった。「ＨＩＶにかかっているから、うちの病院には来てくれるな。お客さんが少なくなるし、看護婦が恐がるから、どこかほかの病院に行って、とにかくうちには来てくれるな、といわれて、一番腹が立った」

――ＨＩＶ感染した血友病患者を受け入れる病院は全国でもわずかしかなかった、というナレーション。

新たに見つけた病院で、この患者の奥さんもＨＩＶに感染していることを知らされる。両親をエイズで亡くした、この夫婦の娘は「家族がバラバラになったり、誤解したり、言葉でいうなら、血友病の家庭の虐殺と思う」と語った。

ここで画面は再び最初に登場した患者に替わる。そして彼の語りがつづく。

「目の前が真暗になって、悲しくなって、涙が止まらなくて……何もやる気がなくなって……寝る前はいつも泣きながら、自分はこんなにも弱い人間なんだなあって、思って……親にどう話そうか……あと……二、三カ月で他界しちゃうのかなあとか……勤めに行ってもやたら強ぶったりなんかして……大変悔しかったです。このまま犬死にするようになったら……人生じゃなくて……ねずみが猫に追われて最後の力を振り絞って飛びかかるような感じで……訴訟に踏み切りました」

「最後にひとつ何かおっしゃりたいことはありますか」という記者の言葉に、この患者は答えた。

「まずひとつは……今までどおりの普通の血友病のからだに戻してもらいたいです」

——原告となるためには治療を受けた主治医から非加熱濃縮製剤を使用した証明をとり、家族の理解を得るなど多くの困難を乗り越えねばならない、というナレーション。

次は患者の尾瀬哲也へのインタビュー。一九九三年の暮れ、当時としてはことの外体調のいい日だった。ベッドに横たわった尾瀬が痛みとはちがう苦しみの辛さを訴える場面からはじまる。「提訴のきっかけは」と訊かれて、答えた。

「一番のきっかけになったのは医薬品基金の発症者のための特別手当ですね。それへの怒りからです」

「どういう怒りですか？」

「それは、その『しおり』、数ページの受給者向けの簡単な案内書みたいなものですけど、その『しおり』の最後のページに死亡届がとじ込められていたんですね。それを見て、いくらエイズ患者になったからって、死亡届まで、その支払ったり、支給通知書と一緒に送ってくる、特別手当の『しおり』の中にとじ込めて送ってくる。その無神経さといいますかね、それに対する怒りですね」


——一九八九年、薬害エイズの発症者に製薬会社が出資した基金から特別手当が給付される制度ができた。その給付を通知する書類の中におぜさんが見た死亡届が入っていた、というナレーション。


ここまで見て、私は目からボロボロと涙を流して、泣いた。二〇世紀終わり頃の日本で、こんなことがあったとは、とても信じられなかった。薬害エイズ事件というのは、あの娘さんもいっていたが、やはり血友病患者のホロコーストなのだ。

一九八九年に血友病のエイズ患者たちが大阪と東京で、国と製剤メーカーを被告とするＨＩＶ訴訟を提起して、一九九六年に和解が成立した。このビデオはそのときの東京の患者の最後の言葉だ。厚生省の官僚や血友病専門医それに製剤メーカーは何をしていたのか。

一九八三年になって、アメリカではエイズ患者の増加が問題になり、公衆衛生総局などの行政機関がその対策に乗り出した。当時のわが国の状況はどうだったのだろうか。社会的関心の度合は新聞からということで、昔の記事を調べてみた。『朝日新聞』と『読売新聞』の記事だ。

一九八三年五月二十五日付の『朝日新聞』朝刊三面のヘッドラインは〔米の奇病、世界的流行　後天性免疫不全症候群　仏は血液輸入禁止〕となっていた。主な内容は次のようだった。

「原因は不明だが、ウイルス説が有力だ。最近、米国とフランスの科学者たちは、患者の血液からT細胞白血病という特殊ながんを引き起こすウイルスとほぼ同じと見られるウイルスを見つけたと発表。豚コレラのウイルスが原因だと主張している科学者もいる」、「輸血や血液製剤の注射による感染の可能性も出てきたことから、フランスは先週、米国からの輸血用血液や血液製剤の輸入を禁止。オランダ、英国もあとに続きそうな気配だ」

一九八三年五月二十六日付『読売新聞』夕刊二面のヘッドラインは〔米国で流行〝恐怖の奇病〟厚生省が厳戒態勢　後天性免疫不全症候群　国内発生阻止へ　近く異例の研究班〕となっており、内容の主要部分は次のようだった。

「CDCの調査からウイルスによる伝染病である疑いがほぼ決定的となったうえ、アメリカでは最近、発症前の人からの輸血により、血友病患者の中からAIDSの患者が十一人も発病（うち八人死亡）、また同性愛者を親にもつ子供二十人も発病（うち十人死亡）、さらに同性愛や麻薬と全く関係のないハイチからの移民六十四人（うち三十五人死亡）が発病するなど、輸血や通常の男女間の性交渉によってもＡＩＤＳが広がっていく様相を見せてきた」、「日本では、まだ一例も報告されていないが、血漿（しょう）成分の原料血液成分、血清アルブミン、免疫グロブリン、抗血友病ヒトグロブリンなど治療用の血液製剤は、アメリカからの輸入でほとんどまかなわれており、血液成分を通じて、日本に上陸する可能性も出てきた」、「さらに最近、アメリカ・ガン研究所やハーバード大の研究グループが、ウイルスによる血液のガン『ヒトＴ細胞白血病』（ＨＴＬ）を発病させるウイルスが、ＡＩＤＳの発病にかかわっているとの結果を次々と発表。ＨＴＬのウイルスは、日本で約四百例報告されている死亡率の高い『成人Ｔ細胞白血病』（ＡＴＬ）のウイルスとほぼ同じものといわれているだけに、厚生省は、深い関心を寄せている」

一九八三年六月十日付『朝日新聞』朝刊三面のヘッドラインは〈奇病ＡＩＤＳ厳戒　研究班設置　厚生省急ぐ〉で、主な内容は次のようであった。

「発症してから二年後の患者死亡率は七〇％にものぼり、『現代のペスト』などと恐れられている。心配なのは輸血や血液製剤の使用で感染する可能性がある点。（略）血液から化学的に分離製造して薬にする『血漿（けっしょう）分画製剤』の必要原料の八割以上を米国からの輸入に頼っている日本にとっては、他人事ではない。ただ、厚生省は、血液製剤原料の輸入は血友病患者救済などに欠かせないため、現状では変更することは考えていない」

これらの新聞記事を読んで、私は血液や血液製剤の危険性、ウイルス原因説や血友病患者のことなど、アメリカの状況がかなり正確に報道されていると思った。

研究班設置とあるが、これはこの朝日新聞報道の三日後、十三日に第一回目の会合があった「後天性免疫不全症候群（ＡＩＤＳ）の実態把握に関する研究班」、いわゆるエイズ研究班のことだ。この研究班を立ち上げたのは当時厚生省薬務局生物製剤課の課長だった郡司篤晃なのだが、彼にエイズの情報を提供したのは村上省三東京女子医大教授だった。郡司は厚生省に入る前、東京女子医大に勤めていて、旧知の間柄だった。一九八二年の暮れ、村上が郡司に、アメリカでこんな変な病気が流行っているよ、というメモと二、三の文献を届けた。これが郡司がエイズを知るきっかけになった。その中に、血友病の患者三人がエイズになったという文献もあった。

彼はその流行の形態から感染力の弱い感染症で、病原体が見つかっていないことからウイルス疾患を考えた。そして、そのときの患者数はまだ数百人だったが、急増する傾向にあり、数百人の中で血友病の患者が三人というのはアメリカの血友病患者の全人口に対する割合からすれば高率だし、血液あるいは血液製剤を介する感染を疑った、というから、かなりの洞察力だ。さらに、日本は非加熱濃縮製剤の九五％がアメリカの製剤だから、日本の血友病患者もアメリカの患者と同様の危険にさらされていると考えて、エイズ研究班を設置する。このとき、郡司には相当の危機感があった。だから、年度末に予算措置をして、四月に予算執行となると同時に、第一回目の班会議の召集にかかった。

郡司はこんなにすごい人だった。そこには一つの理由があった。彼は一九七八年から約一年半、環境庁に出向していて、公害問題を担当した経験があった。それで、行政の対応が後手に回った水俣病の二の舞は避けなければ、という思いがあったということだ。

しかし結局は完全に水俣病の二の舞になってしまう。それに、郡司には前章で話した問題がある。ここで、そのことを確認してみよう。

「ＮＨＫ衆議院厚生委員会ＨＩＶ証人喚問郡司」というのが、そのビデオだ。私はボックスからＣＤを取り出して、テレビにセットした。放送は一九九六年七月二十三日だった。ビデオには郡司が国会に入るところから映っていた。証人の宣誓があり、喚問がはじまった。やがて、問題の場面となる。自民党の衛藤晟一は昭和五十四年の薬事法改正により新たに設けられた緊急命令にもとづく非加熱濃縮製剤販売の一時停止とか、クリオ製剤の供給や加熱濃縮製剤の製造促進などの緊急措置あるいは緊急命令の権限行使に務めた、と言い切れるのか、と強い口調で質問した。これに対して、郡司は「一九八二年の段階では、アメリカにおいても治療方法を変えるなというのが専門家の基本的な意見でありました。また、ＦＤＡでも生物製剤を変える必要はないという意見でございました。また、一九八三年六月の世界血友病連盟の大会におきましても現在の治療方法を変えないと。変える場合にはリスクとベネフィットをちゃんと比較して変えるようにという意見であったというふうに思います。したがいまして、その当時、治療方法を国家権力を持って変えるという考えは存在しなかったのではないかというふうに私は理解しております。また、先ほど私がふれました二つの論文と一つの意見につきましては、後日、同じ雑誌の中にたくさんの反論が載せられて、医学的な議論が進められたというふうに理解しております」と答えた。

二つの論文と一つの意見というのが第二章で紹介したデフォルジェたちのことだ。だからやっぱり、「たくさんの反論が載せられた」といっている。しかしこれは前章で説明したことからわかるように、明らかに偽証だ。

郡司は国家権力でもって治療法を変えるという考えは存在しなかったといっているが、当時、厚生省はNHFの勧告レベルどころか、何もしなかったのだから、この発言もおかしい。この発言に対して衛藤は行政の責任者として薬事法改正の主旨を十分に理解していなかったと非難している。郡司は生物製剤課長のあと、東大医学部教授になる。

この研究班で、郡司は、第一に日本にエイズ患者がいるのかどうか、第二にエイズのリスクを調査する、第三にそれによって血友病の治療を変更すべきかどうかを検討してもらうとした。研究班のメンバーとして、次の人が招集される。

安部英（帝京大学医学部長・教授）、芦沢正見（国立公衆衛生院理論疫学部長）、大河内一雄（九州大学病院輸血部長・教授）、岡本昭二（千葉大学医学部皮膚科学教授）、塩川優一（順天堂大学病院長・

教授）、徳永栄一（日本赤十字社中央血液センター所長）、西岡久寿彌（東京都臨床医学総合研究所副所長）、安田純一（国立予防衛生研究所血液製剤部長）、松田重三（帝京大学医学部講師）。そして、安部が班長に選ばれる。

第一回班会議の模様は録音されていた。それによると、郡司と公衆衛生局保健情報課長の河路明夫の挨拶につづいて、生物製剤課長補佐の藤崎清道が配付資料にもとづいて、アメリカでのエイズの経過と対応について説明した。その後、討論だ。まず、大河内九大病院輸血部長のクリオではエイズは発症していないのかという質問に対して、藤崎が出ていないと答えている。その後、加熱濃縮製剤についての議論へとつづく。大河内はウイルスも発見されていないエイズ対策として、加熱濃縮製剤の有効性には懐疑的だった。そして、大河内と安部のあいだで次のようなやり取りがあった。

大河内「しかもそれは安全だっていう保証もない訳ですね」
安　部「そこまではちょっと待ってください。それは、だから、それは今からやらなきゃいけない」
大河内「要するにないんでしょう」
安　部「いや、な、その証拠は」
大河内「今の時点では証拠は」
安　部「証拠は、まあね」

大河内「熱したらば死ぬだろうというだけのことですね。B型肝炎……」

安　部「それは、かなり強くやったようでね。これからは受け売りですよ。これからは受け売りですが、そういう濃縮しましたもので、先生、そのビールス（ウイルス）だけを特にコンセントトレート（濃縮）して取るというようなことは、少しはできるんでございますか」

西　岡「ビールスがわかっていればいいわけですね」

安　部「だから今の問題はですね、ビールスを、そのBのビールスを狙ってやった場合。だからノンAノンBなんてものは調べようがないものですから、ましてやこのエイズのビールスなんていうのは、これがビールスかどうかもわかりませんけれども、仮にあったとしてもね、わかりませんが、そのB型肝炎のビールスであるということで、これをその、一生懸命その製品化ですね。集めるようにしまして、それをチンパンジーにやったのだそうですよ。そしてチンパンジーにやったら、その熱する前と熱した後とで比較すると、熱した後のほうは、ほとんどチンパンジーに肝炎が、Bが起こらなかった」

大河内「肝炎はですね。肝炎じゃないんだから」

安　部「だけど、僕は肝炎も大事なんですから。（略）その熱したものが、本当に活性があるならば使ってみたい。何となればこれは使わざるをえないわけです。今は」

大河内「ときもある」
安　部「いや、そうじゃなくてね。第Ⅷ因子というのは血友病の治療には、そりゃクリオにしたって、コンセントレートにしたって、とにかく使わざるをえないわけですよ。だからその、これを使うとね、肝炎が起こるかもしれない、エイズが起こるかもしれないといって、これをやめるわけにはいかないのですよ」
大河内「それはそうですが、そこは先生、話を一つ飛ばされていらっしゃるわけで。今この時点でですね、クリオのほうが安全性があるんだったらば、クリオを例えばベースラインにして」
安　部「ちょちょちょっと待って、ちょっと待って。僕はクリオというのは、普通のコンセントレートの、その熱したやつを直接に比較しようなんてちっとも思ってやしないですよ」
大河内「もちろん、ですから」
安　部「だから、僕がいおうとしているのはね、ちょっと待って。それはちょっと飛ばしても何でもないんで、あまり僕がそこまで普遍なんかしておりません。僕はね。それでB肝炎、B型肝炎だけを今やらせてもらっているわけです。それ以外のことはわかんないんです。（略）熱したほうがB型肝炎についてはよさそうだ、それまでしかいえない。それで、それやっても活性はある。この二つをまあ、それ以上のことは答えらんないですよ」

この議論で、注目すべきなのは、アメリカでクリオを使用している血友病患者からはエイズ患者が出ていないということで、乳幼児やバージン・ケースにはクリオの使用を勧告していることを受け、同様の対策を日本でも講じてはどうかと主張する大河内に対して、何をどう思ったのか、安部はクリオと加熱濃縮製剤の比較をするつもりはないといっている。安部の真意は明確にはわからないが、エイズ対策としてクリオを活用してはどうかという提案をまったく無視している。

このように、第一回班会議は冒頭から血友病患者が使用する凝固因子製剤の安全性確保がテーマとなった。しかし、議論はやがてわが国にエイズ患者がいるかどうか、それをどのように把握するか、というテーマに移っていく。エイズの病原体として成人T細胞白血病のウイルス（ATLV）が候補になった。わが国にはATLV保有者が九州や四国を中心として一〇〇万人もいる。なのに、エイズらしい患者は一人も報告されていない。それと、アメリカのエイズ患者はATLV抗体陰性だった。ということで、この説は消える。

議論はつづいて、わが国でエイズの実態把握をするための調査方法とその診断基準に移っていく。調査方法については、アメリカでのハイリスク・グループである男性同性愛者を中心とするか、あるいはアメリカ人の血漿を原料とした非加熱濃縮製剤による治療を受けている血友病患者を中心とするかという議論がまずあった。

ＡＴＬＶ関連説に懐疑的だった大河内九大病院輸血部長は、この時点では国内に原因となる病原体が存在する可能性は低く、それがもたらされるとすれば、血友病患者が使用している血液製剤しかないと考えていたようだ。それで、国内でのターゲットを血友病患者に絞るべきであると主張する。これに対して、安部は「ヘモフィリア（血友病）の人に限るなんていう気持はありゃしませんよ」といっている。これは厚生省の考えと同じだ。

調査を行う際の診断基準については、この時点で、厚生省はアメリカの正式の診断基準を手に入れていなかった。のちにエイズ研究班の中にできる診断基準小委員会の委員長になる塩川順天堂大学病院長が文献やアメリカからの情報にもとづいて基準案を配布しているが、これはたたき台だ。問題なのは、この新しいエイズという病気に対する認識に班員間でかなりのズレがあるということなのだが、一例として、次のようなやり取りがあった。

塩　川「この問題は（略）すごく慎重に取り組む、取り組んだっていいけども、実際問題としては非常に、このどんどん解決に向かっちゃうのではないかと思いますが、どうですか。ウイルスでも見つかり」

大河内「僕はちがうイメージを。つまり悪性腫瘍の治療のときにこれと似たようなことが起こるわけですが、そういうときと最終的な状態は同じなんだということになったとします。だったらそのときの治療対策はという、この病気これはまあウイルス、あっちのほうはウイルスかどうかわからないけれども、ある種の治療面がパースペクティブ（予想的）なことがあるかもしれないから、ある意味では連続しているようにも思うんですね」

塩　川「原因がわからなくても治ればいいという、我々臨床家は何しろ患者がいるんだから、治してくれといって。原因ウイルスが見つからなくても、治療対策っていうのは意外に片づいちゃうかな、という気もするんですけどね。だから日本ではある意味では待ってたっていいという言い分もあるんです」

安　部「それはあるかもしれないけど、それは厚生省のお立場にしても、私どもはね、そうはいかないんですよ。私どもは毎日注射しているからね。これは毒が入っているかもしれないと思いながら注射しなくてはならないんだから、あなたのように待ってなんておれないよ」

この会話からわかるように、塩川はかなり楽観的だ。それに対して、安部はそれなりの危機感を持っているように思える。しかし、私が理解できないのは、安部が業務上過失致死罪で起訴された事件では、エイズ抗体陰性のしかも重症ではない血友病患者に一九八五年五月から六月にかけて、非加熱濃縮製剤を投与していたことだ。当時は加熱濃縮製剤の治験もはじまっているから、メーカーに話せば、それを手に入れることができただろうし、クリオだってあった。

毎日、毒を注射していると思っている人が、何故そのようなことをしたのだろうか。

加熱濃縮製剤の臨床試験、いわゆる治験は一九八四年の二月にはじまっていた。安部さんはこの治験の統括医だったから、それを手に入れるのはむずかしいことではなかったはずだ。それに、加熱濃縮製剤の承認時期にしても、おおよその見当はついた。だから、それまでの一時凌ぎとして、クリオを使うこともできた。しかも、加熱濃縮製剤は一九八五年七月一日に承認されている。この患者に非加熱濃縮製剤を注射した翌月の初日ということだ。何とも不運な患者としかいいようがない。

その後、エイズ症例を把握するための調査法や研究の進め方について議論が交わされる。調査の結果、疑わしい患者が出たらどうするのか、という質問に対して、郡司課長が「あったらどうしようかっていうことは、この研究会の先生方にお考えいただかないといけないのですが、一つの何といいますか、参考の出来事としてお聞きいただきたいのですが、トラベノール（製薬会社）がワンロット回収しています。つまり、対策というのはそういうことでございまして、いまフランスの情報を外交ルートを通じて確かめておりますけれども、一説によればフランスはですね、これは新聞情報ですが、血漿の輸入をやめたという話があります。イギリスも検討中だと、西ドイツも検討中、最大の輸入国である日本はどうするんでしょうか、ということはおそらく世界の関心事でもあり、と思うんですね」と答えている。このあと、大河内さんと安部さんが実態把握のための調査方法をめぐって再び火花を散らした。

大河内「一番はじめの、さしあたり今やらなきゃいけないのは、ヘモフィリアを対象として施設に発送しますと」

安　部「だから僕はそういったけれども、しかしヘモフィリアだけにこだわらないって、あなたと僕のあいだでもう三回も四回も申し上げたでしょう」

大河内「こだわらないといったって、先生、ものにはプライオリティ（優先順位）があるわけでしょう。この際のプライオリティは（略）血友病だっていうふうにきちっと焦点を決めてですね、作業をやって、それであと広げるならあとはそれでもよろしいというようなですね」

私は大河内のいっていることが正論だと思う。だから血友病専門医の安部が班長になったのではないのか。

厚生省は第二回目の班会議開催を急いでいた。郡司は「できるだけ早ければ早いほうがいい」ということで、第二回目は安部がストックホルムで六月末から開催される世界血友病連盟（WFH）総会と国際血栓止血学会から帰国後の七月十八日に開くことにする。このWFH総会での勧告が当時のグローバル・スタンダードの一つになるので、重要な会議なのだ。この会議についてはあとで触れる。

班会議の最後に郡司が「十八日以前に西ドイツあるいはイギリスあたりが輸入をストップす

るというような事態、これはまずないと思いますけれども、もし、そういうことになると、日本もある程度の決断をして、かなりドラスチックなことをやらざるをえないかもしれませんので、そのときにはまた先生方に個別にご相談するかとも思いますけど、そういうこともありえると……」といっている。こんなふうで、第一回目の班会議は結構、緊迫感が漂っていた。

この研究班を招集しただけあって、この時点では、郡司の発言には、その思いが込められていると感じる。しかし、この日は非加熱濃縮製剤からクリオへの変更について、大河内が話をしたが、安部の変な話に掻き回されて、結局、NHFの勧告レベルの対策すら決められなかった。研究班の決定が血友病患者の命運を握っているのだが、結果を知っているだけに、残念というか、失望というか、そういう思いが強い。

WFHの総会は六月二十七日（月）から七月一日（金）まで開催された。総会に先立ち、専門医が六月二十六日に医学委員会を開いて、各国の血液製剤による治療状況やエイズの発生状況、その対策などを報告しあった。

アメリカについてはCDCのエバットが報告した。一九八三年五月以降新たに二人の血友病患者がエイズと診断され、血友病のエイズ患者が一六人になったこと。アメリカでは一九八一年以前には血友病のエイズ患者は見つかっておらず、一九八二年の血友病患者の死因の四〇％が出血であり、エイズによる死亡は六人であること。ニューヨーク地区では非加熱血液製剤の使用量が三・八%低下した。エイズについて正確な情報を得られない患者が治療を受けなくなり、その結果として出血による死亡率が高まることを心配している。

スペインでは九歳と十四歳の血友病患児がエイズで死亡した。エイズとその疑似症患者がパニックになり、多くの患者が非加熱濃縮製剤の使用を減らしている。

イタリアではエイズによる死亡例はない。非加熱濃縮製剤の使用量は患者一人あたり年間二万単位で、他国よりも少ない。

フランスではエイズの臨床例は見つかっていない。検査を受けた三七人の血友病患者のうち三八%にヘルパーT（T_4）細胞とサプレッサーT（T_8）細胞の比率に異常がみられた。非加熱第Ⅷ因子製剤の八〇%は国内で製造している。フランス血友病協会の最近の総会では会議の半分はエイズの問題に割かれている。同協会は第Ⅷ因子製剤が十分に使用できなくなるのではないかとの心配から、製剤の輸入量の減少を望まないとする声明を発表した。その結果、フランスの厚生省は必要量を一〇〇%製造する計画を検討している。

その他の国では、次のようになっている。

フィンランド：重症の血友病A患者一〇六人はクリオのみで治療を受けており、血漿は輸入されていない。一五人の患者に対する検査では異常は見つかっていない。オランダ：一〇九人の患者を対象とした調査ではエイズの疑いのある九歳の患児がいるが、日和見感染症は見られない。アメリカの非加熱濃縮製剤を使用している患者の五〇%にT_4／T_8値の異常が見られた。オーストラリア：完全に献血制度に依拠しており、商業ベースの非加熱濃縮製剤は使われていない。血友病患者のエイズは報告されていない。イスラエル：致死的でないエイズ患者が一例報告されている。クリオに戻ることを試みている。カナダ：二例のエイズ患者のうち一人は男性同性愛者の血友病患者。一九八二年秋に行われた血友病患者一五人に対する検査でT_8の増加異常が七〇％に認められた。

わが国については安部が報告。政府が安部さんをエイズ研究班の班長に任命し、CDCの診断基準にしたがってエイズ患者の調査を行っているが、現在までに確実にエイズと診断されるケースはない。非加熱濃縮製剤はアメリカから輸入されているが、その使用量は多くない。しかし、家庭療法が行われているので、使用量が増える可能性がある。また、血友病A患者の約四〇％にT_4／T_8値の異常がある。

各国の主なところはこういうことだった。医学委員会の議事録を見ると、先進国の多くで非加熱濃縮製剤による治療が主流になっているようだが、アメリカからの輸入依存度は国によってかなりちがう。調べてみると、フィンランドだけではなくて、ノルウェーもポーランドも自国の血液によるクリオだけで治療していて、エイズ被害を免れているし、イスラエルのようにクリオへの退避を検討中の国もある。エイズに対する状況認識のちがいにより、血友病の治療方法やエイズ対策は一様ではなかった。

とくに、非加熱濃縮製剤を使わずに、クリオだけで治療してエイズ感染を免れたフィンランド、ノルウェー、ポーランドの選択には感心をとおり越して、愕いた。世界にはすごい国があるものだと思った。

各国の報告のあと、医学委員会は血友病の治療方法について結論を出すのだが、それが問題なのだ。それは医学委員会の決議文で、勧告として六月二十九日の総会にかけられた。医学委員会委員長のシェルビー・ディートリッヒ（ロサンゼルス整形外科病院リハビリセンター長）が発表した。次のようなものだった。

一　現時点では血友病の治療の変更を勧告するだけの証拠は不十分であり、したがって、現在の治療は個々の医師の判断にしたがって、どのようなものであれ入手可能な血液製剤を用いて継続されなければならない。

二　各種の治療法のリスクとベネフィットの比較をもっと明確にするとともに、血液製剤による免疫システムに対する影響の可能性を確定するために、長期におよぶ研究が緊急に必要である。

したがって、ストックホルムでは非加熱濃縮製剤を使いつづけるべきだ、などとはいわれていない。それに決議文の冒頭部分には、医学委員会での議論の焦点は血液製剤の選択と使用量であったが、これらの点では合意が得られなかった、とある。

日本では当時、非加熱濃縮製剤による自己注射療法が主流になりつつあったので、あたかも非加熱濃縮製剤を使いつづけることが承認されたかのように思われただけだったのだ。

ここで付け加えておかねばならないことが二つある。

一つ目はヨーロッパからの参加者、とくにオランダとスイスからの参加者がこの決議に反対したこと。オランダ血友病協会の責任者としてWFH総会に参加したキース・シュミットは「さらなる討議を経て、この勧告は週末までに多分改訂されるだろう」と批判的だった。ところが、ディートリッヒは決議文を発表する前に、六月三十日と七月一日にもエイズに関する会議が開かれ、そこで自由討議の機会があるが、医学委員会に提出された情報はその会議でも提供されるので、この決議文の内容が変更されることはない、としてシュミットの考えを否定した。このとき、WFH会長のフランク・シュナーベルは「治療を差し控え、あるいはこれを止めると、エイズによるよりも多数の身体障害者や死亡が生じるのではないか？　われわれは依然として、エイズよりも肝炎によってより多くの血友病患者を失っているのではないか？医学委員会の決議文を採択することは緊急に必要だ」と述べて、医学委員会の方針を支持した。

また、スイスからの出席者が決議文の採択を七月一日、金曜日まで延期するよう提案したが、総会の議長が決議文を再度読み上げ、ほとんど何の議論もされないまま採択されてしまった。さらにここで議長が「何人かの代表は、エイズに関する原則と勧告について述べたヨーロッパ評議会が採択した文書を批判し、遺憾の意を表した」という文言を議事録に加えることを提案し、「何人かの代表者たちは、ヨーロッパ評議会が採択したエイズに関する原則と勧告を述べた文章に批判的で、これを嘆いた」という言葉が議事録に残っている。

ヨーロッパ評議会の文書はWFH総会議事録に附属文書Bとして添付されているのだが、その内容はこの日採択された決議文よりもはるかに踏み込んだものだった。

附属文書Bによれば、ヨーロッパ評議会はエイズを「血液及び血液製剤によって伝播される感染因子によって引き起こされる、健康に対する新しく深刻な危機」ととらえていた。従って、供血者の数を最小限にすること、凝固因子製剤の製造は任意で無償の供血者による血液を用いて国内自給を達成すること、血漿や凝固因子の輸入はエイズのハイリスク者のいる国や売血者からのものは避けること、などを確認したうえで、

一 大規模なプール血漿から製造される凝固因子製剤の使用は、医学的な理由から当該製剤が特に指示された場合を除いて避ける。これは、このような製剤の国内自給が達成されていない国では特に重要である。

二 治療医と血友病患者のような特定のレシピエント（受容者）は、血液治療が健康に及ぼす潜在的な危険性ならびにこうした危険性を最小限にする可能性について知らされる。

三 ハイリスク・グループに属する者が供血を避けるよう、すべての供血者に対してエイズに関する情報が提供される。

という三項目を盛り込んだ勧告文だった。とくに第一項目なんかは、アメリカの製剤メーカーには耳の痛い文言だ。医学委員会の委員長にしても、WFHの会長にしても、この総会の議長にしても、首脳陣の全員がエイズのことを軽視しているというか、あまり触れてほしくな

いような印象を受ける。

　二つ目はこの総会の期間中、エイズに関する議論のほとんどを当時アメリカ血友病財団（ＮＨＦ）の会長だったチャールズ・カーマンがまとめたということだ。カーマンはエイズに関する決議に抵抗した人々に「製剤業界を批判するな。さもなければ、事業から手を引かれ、血友病治療のための第Ⅷ凝固因子や第Ⅸ凝固因子製剤がなくなってしまう」といったそうだ。つまりストックホルムでのＷＦＨ総会の首脳陣のほとんどが業界寄りだったということだ。

　血友病患者の団体であるはずのＷＦＨとＮＨＦが血友病患者のためではなく、製剤メーカーのために機能していたのだ。だから、ＷＦＨとＮＨＦとは何か、ということも調べなくてはいけない。

第四章

薬害エイズの本当の原因

ストックホルムでの世界血友病連盟（ＷＦＨ）総会から安部さんが帰国すると、二回目の班会議が七月十八日に開かれた。この班会議の主なテーマは四つあった。まず、ＷＦＨ総会の報告、それから疑エイズ症例の検討、そしてエイズ概念とその対策の検討だ。ＷＦＨ総会に関しては、ＣＤＣ（疾病管理センター）ではエイズの診断を今までよりも厳しくしようとしていること、血友病治療の血液製剤については現在のままでよいということなどを安部が報告した。このあと、薬務局生物製剤課からの血液製剤について今後の対策は、という質問に対して、研究班は当分のあいだは現状のままでいいという結論を出した。つまり非加熱濃縮製剤の使用を続けていいということである。やはりＷＦＨの影響が大きいと思う。

ＷＦＨでは、医学委員会での決議文が総会でほとんど何の議論もされないまま採択されてしまい、それがまたグローバル・スタンダードになるから、怖い。

安部は、いくつかの製剤メーカーに一五人分の渡航費、滞在費を負担させておいて、自分が招待する形で、十数名の血友病専門医をストックホルムの総会に出席させている。製剤メーカーとの癒着があったと思われても仕方がないし、メーカーに不利な発言はなかなかできないだろう。それが日本だけではなくて、世界各国の血友病専門医に同様のサービスをしていれば、医学委員会の決議文は患者のためのものではなくて、メーカーのためのものだったといわれても仕方がない。

非加熱濃縮製剤で莫大な利益を得ている製剤メーカーにしてみれば、その使用変更はかなりのダメージになるだろう。それに比べると、そんなサービスでの出費は鼻クソみたいなもので、痛くも痒くもないにちがいない。十分に考えられることだ。

それだけではなくて、安部が招待したのは国内でも名のとおった血友病専門医と思う。そうすることによって彼は国内の血友病専門医を手中に収め、彼らの上に君臨できたのではないか。それで彼は血友病の権威、第一人者などと呼ばれていたのであって、弁護団が主張しているように、ただ単に血友病の診療、研究に長く携わっていただけのことではないと思う。実際に安部が招待したのは帝京大の風間睦美教授と木下忠俊助教授、それに東京荻窪病院の稲垣稔医師や名古屋大の神谷忠助手などだ。風間も稲垣も神谷も弁護側証人として、安部を擁護している。

一回目と二回目の班会議の間に、一人の血友病患者が亡くなる。彼は三十年来、安部が治療していた四十八歳の血友病B患者で、七月六日に亡くなった。この患者が何故問題になるかというと、エイズかもしれなかったからだ。一回目から二回目の班会議までのあいだに、全国一六の医療機関にエイズを疑う患者がいるかどうか問い合わせた。その結果、疑エイズ症例が二例あって、一例がこの血友病患者で、もう一例は高知医大の三十六歳の女性だった。彼女はカリニ肺炎で、Tリンパ球サブセット（亜集団）異常だったのだが、カリニ肺炎は治癒する。それでエイズではないということになった。その後彼女は成人T細胞白血病（ATL）を発症して、一九八四年三月に死亡する。問題なのはこの帝京大症例一例だけになった。この患者にはカリニ肺炎もカポジ肉腫も認められなかったが、全身性カンジダ症で、心筋も心内膜も動静脈も肺も舌も食道も胃もすべてがボロボロだった。胸腺は退縮していたし、肺は免疫不全状態で、肺炎・肝炎・発熱などの多彩な全身症状を呈するサイトメガロウイルスに特有の巨細胞封入体も認められた。このとき問題になったのが、免疫力を低下させるステロイドの投与と投与量である。というのは、この患者の症例報告がいくつもあって、それぞれで投与されたステロイドの量がちがうのだ。ある報告では少量だし、別の報告では中等量になり、また別の報告では多量になる。このような症例報告をすること自体、医者として許されることではないし、とても考えられないことだが、血友病患者にエイズが発症しているかどうかを判定するための、もっとも重要な患者で、このようなことが起こっていた。

それらの症例報告は一九八五年四月号の『代謝』、『第四回国際血友病治療シンポジウム報告集』、『厚生省血液研究事業昭和五八年度研究報告集』、郡司ファイルの中にある『報告集』に掲載されている。

一九八三年三月、ＣＤＣが作った診断基準によれば、エイズというのは「細胞性免疫不全が基礎となっていることをかなり的確に示す疾患が確実に診断されており、かつ細胞性免疫不全の基礎となる既知の原因も存在しないし、疾病にともなって起こるとされている抵抗力の減弱のいかなる原因もない場合をいう」となっている。ここで問題になるのはこの診断基準の後半部分にあるエイズの除外項目である。それには五項目あって、その一つがステロイドホルモンの使用だった。それで、この血友病患者はエイズと診断されなかった。

一九九六年、国会での参考人として塩川も大河内もステロイドの投与が多量であったからエイズと断定できなかったといっている。私はこの患者へのステロイド投与量の問題はエイズウイルスの抗体検査が可能になった時期、つまり一九八四年四月より前かあとかということと密接に関係していると考えている。

すなわち、ステロイド投与量の多い報告は一九八四年四月より前で、投与量の少ない報告はそれよりあとなのだ。どうして、そのようなことになるのかといえば、これは私の推測だが、安部たちはこの患者がエイズということに気がついていた。しかしそれまで安部は血友病患者にエイズに感染しても発病はとても少ないので心配するなといってきた。ところが現実に自分の患者がエイズになってしまった。さあどうしようかということになる。当然、安部はCDCの診断基準を知っている。そこで、ステロイドを、しかも多量に投与すればエイズをカムフラージュできると考えた。ところが一九八四年四月からNIH（アメリカ国立保健研究所）のギャロのところでエイズウイルスの抗体検査ができるようになった。安部は自分の患者四八人の検査をしてもらい、九月にはその結果を知っていた。二三人が陽性だった。問題の患者も陽性で、もうごまかしようがなくなった。それになにより体重がわずか三五キロになり、体力が消耗し、免疫機能が低下した患者に、さらに追い討ちをかけるように免疫機能の低下を招くステロイドを投与することはカンジダなど日和見感染症のリスクが高くなるので、むしろ一般には当時から禁忌とされていた。とても自慢できる治療ではない。というよりもむしろ、非難されかねない。あれやこれやの事情が重なって、研究班のような内輪での報告では本当の治療法にした。しかし、国際シンポジウムや『代謝』のように多くの医者や専門家の目にさらされるところにはとても本当の治療法は発表できない。だから、ステロイド投与量の少ない嘘の発表をした、ということではないのか。そう考えると、すべてのことがうまく説明できる。

しかし塩川のメモによると、安部はこの患者はエイズだと強硬に主張したという。それは今までに見たこともない全身性の組織の荒廃が認められたからだ。たとえステロイドが多量に投与されていたとしても、それでは説明のつかないレベルのダメージだった。それは実際に解剖に立ち合ったり、病理組織の顕微鏡像を見た者でなければわからないことだと思う。だから安部にはそれだけの自信があった。

安部は研究班でも『代謝』でも、この患者はエイズだと主張している。しかし、研究班で多量のステロイドが投与されていることを示せば、他の班員からエイズが否定されることを予想していたのではないだろうか。それにより、血友病患者への体面を保ちたかった。逆に投与量の少ないのが真実かもしれない。いずれにしても、安部の心は血友病患者への思いと医者、学者としての功名心とのはざまで揺れ動いていたのではないだろうか。

この患者にはもう一つ問題がある。カンジダの治療が行われていないのだ。当時でもエイズのカンジダにはナイスタチンあるいはアンフォテリシンBがよく効くことがわかっていた。なのに、そのような治療がまったく行われていない。それどころか、カンジダを増悪させるステロイドが投与されている。だから、カンジダで死亡することはほとんどないのにＤＩＣ（播種性血管内凝固症候群）を併発し、肺の出血性梗塞による呼吸不全で亡くなったのだ。それにしても、このいわゆる帝京大第一症例については理解できないことが多すぎる。

誰一人としてエイズ患者を診た者がいないこのエイズ研究班で、一体誰がこの血友病患者がエイズだとか、そうではないとか、いえるのだろうか。一九八三年三月の時点で、ＣＤＣにはアメリカだけでなく世界の一五カ国から一二〇〇例を超えるエイズの報告があった。そして、それにもとづいた診断基準でも、エイズの病像を完全に把握できていない、といっている。だからステロイドの投与に頼らざるをえなかったのだ。

班会議後の記者会見で安部は、帝京大の血友病患者は原因不明の後天性免疫不全で亡くなり、カリニ肺炎やカポジ肉腫の症状があることをエイズの診断基準としたので、断定には至らなかったと発言した。つまり、もっとも典型的なエイズではなかったというだけのことなのだ。ところが、この発表をマスコミはエイズ上陸を否定とか、類似二例〝シロ〟とか、完全にエイズではないかのように報じていた。医学というのは黒か白かの世界ではなくて、とてもファジーな世界なのに、こういう報道をするマスコミにも問題がある。

結局、そういうことで、非加熱濃縮製剤によるエイズ発病が否定されて、悲劇がつづくことになる。

第三回班会議は、第二回班会議の一カ月後、八月十九日に開かれた。第二回班会議のあと、全国の大学病院、国公立病院など一一六施設を選出してエイズ患者の有無を調べた。結果は第二回班会議と同じで、帝京大第一症例だけがエイズ疑似あるいは非典型的症例となった。実際のエイズ患者を診たこともなく、多数のカルテも見たことのない医師たちが極めて典型的な症例だけをエイズといっているだけだから、疑似あるいは非典型的症例もＣＤＣの専門家が見ればエイズというだろう。このような議論がこの班会議でもあったようで、研究班としてエイズと診断するときの基準を作ることになった。それが塩川順天堂大学病院長を委員長とする『診断基準小委員会』だ。また、血液製剤のほとんどをアメリカからの輸入に頼っている問題についても検討することになり、帝京大学医学部教授で、安部の弟子の風間睦美を委員長として『血液製剤小委員会』も発足させた。この小委員会では血液製剤を国内の献血でまかなう〝国産化〟まで含めて検討するということなのだが、実をいうと薬害エイズの根本原因は血液行政の失策なのだ。そのことについて少し説明する。

わが国の血液事業の変遷から話しているとダラダラと長くなるので、ここでは核心部分からはじめる。一九七五年、世界保健機関（ＷＨＯ）は「血液及び血液製剤に関する勧告」を発表し、「無償献血を基本とする国営の血液事業の推進」を加盟各国に要請した。つまり、非営利の国の輸血サービスは、その国の必要に応じて、無償のボランティアからの献血で行い、そうすることによって、全血だけでなく、アルブミン、免疫グロブリン、血液凝固因子などの製造に必要な血漿のほとんどを自給できる体制を整えようとした。世界のほとんどの国は血液は人体の一部だから売り買いすべきではないという考えで、この勧告に従った。わが国でも一九七五年四月、厚生大臣の私的諮問機関である血液問題検討会が「医療に必要な血液は、すべて献血によって確保されるべきである」というＷＨＯの勧告に沿った意見具申を行っている。

ところがアメリカだけがこれに従わなかった。というのは、一九六二年にアメリカ赤十字社がカンザス州で、総合的な血液事業を計画したとき、血液銀行から独占禁止法違反だといって提訴され、敗訴してしまったからだ。アメリカの独禁法はかくも強力なのだ。それで、それ以後、非営利団体といえども血液事業を独占できなくなった。これがアメリカがわが国を含めた他の国と根本的にちがっているところだが、これはとても重要なことなのだ。

一方で、わが国では血漿や血小板などの血液成分製剤、そして血液凝固因子、アルブミン、免疫グロブリンの三種類に大別される血漿分画製剤の普及と医療水準の向上によって、次第に全血製剤の比率が低下する。一九七〇年代後半以降、医療現場での血漿分画製剤の需要が爆発的に高まる。輸血用の全血製剤や血液成分製剤に比べて、血漿分画製剤ははるかに付加価値が高くて、企業の利幅も大きい。営利企業は日赤などの非営利団体よりも新技術開発へのインセンティブも強い。アメリカの血液銀行協会のパンフレットには堂々と「血液は人間の組織の一部だから売り買いしてはならないという意見があることは、我々もよく承知している。しかし、過去二十年間に行われた新規技術の開発はすべて私的セクターで行われた」と書かれている。

それだけ実績があって、自信があるということだ。まさにその結果、アメリカの血液製剤企業は世界における血漿分画製剤の市場をほぼ独占することになる。

日本赤十字社という組織は各県の赤十字社の連邦組織で、当時、日赤全体は厚生省社会局の所管下にあったが、中央の組織の名誉総裁は美智子皇后で、その下には内閣官房副長官、厚生省事務次官経験者がいて、職員にも多くの厚生省出身者がいる。また各都道府県の支部長はほとんどの場合知事で、血液事業はそこに属する一事業所だ。つまり、日赤全体は国家の中の小国家だから、血液行政の担当課は薬務局生物製剤課だが、力関係には微妙なものがあるようだ。

日赤が公益団体だとしても、薬事法上は一製薬メーカーだから、新薬の製造承認には一般企業と同じ手続きがいる。新薬の開発でも企業と競争せねばならないが、公益法人の連邦組織と企業では新薬の開発力、技術力には雲泥の差がある。それはアメリカの血液銀行協会の言うとおりだ。血漿分画製剤を含むすべての血液製剤を献血でまかない、海外からの輸入や国内の売血を排除し、その製造も営利企業に任せないで、日赤に一本化すべきという意見もあった。しかし、十分な献血量の確保や日赤の技術不足から、厚生省が前向きでなかった。

その結果、わが国では血液原料のほとんどを日赤が独占しているのに、日赤には非加熱濃縮製剤を作る技術がなく、一方で民間企業はそれを作る技術はあるけれども、その原料が極めて少ない、という不幸な構造ができてしまった。ところが、医者と患者は優れた治療薬は一日でも早く使いたい。結局、非加熱濃縮製剤あるいはその原料血漿として、九五％までもがアメリカからの輸入になってしまった。血液事業から見た薬害エイズの原因を簡単にまとめると、このようになる。つまり、日赤の組織的問題と血液事業におけるシステム・エラーだ。

次は血液行政だが、これについては第二次世界大戦終了時まで、時代をさかのぼらねばならない。一九四八年十二月、連合国軍総司令部（ＧＨＱ）はわが国に血液供給システムがなかったので、アメリカのように民間の血液銀行をつくることを指示した。そして、一九五一年三月、保存血液を製造・供給する国内初の血液銀行として、日本ブラッドバンクと横須賀血液銀行が設立される。これらはのちにそれぞれミドリ十字と神奈川県赤十字血液センターになる。さらに一九五二年四月には日赤直轄の東京血液銀行などができる。

保存血液の供給がはじまった当初、供血の大部分は自分の血液を売ることで現金収入を得ようとする失業者とか日雇い労働者に依存していた。「黄色い血」と呼ばれていたのは頻回採血《ひんかいさいけつ》で比重の低下した売血者の血液のことだ。こうした採血基準を無視した売血者が貧血になったり、また、売血による輸血を受けた患者が肝炎を発症する弊害も多くなった。このような弊害を克服するために、供血者の保護と採血業の規制を目的として、一九五六年六月、「採血及び供血あっせん業取締法」が制定され、一九五七年からは全国民を対象として献血方式の普及がはかられた。

しかし、献血に対する国民の理解と協力はなかなか得られなかった。一九六三年になっても、保存血の九七・五％は売血だった。一九六四年三月、ライシャワー駐日アメリカ大使が暴漢に襲われた。その治療のために、民間の血液銀行から提供された血液による輸血で、大使が肝炎を発症し、大きな社会問題になった。この事件をきっかけとして、同じ年の八月、血液の供給は献血で行うべきこと、そしてその事業は日赤が独占的に行うべきことが閣議決定された。しかし、立法措置が取られなかったので、ミドリ十字などの血液製剤メーカーはアメリカにならって、より付加価値の高い血漿分画製剤への方向転換をはかった。日赤が転用血を用いて本格的な血漿分画製剤の製造をはじめるのは、北海道千歳市に血漿分画センターを建設した一九八三年からだ。しかし三週間の使用期限の切れた転用血では凝固因子製剤は作れない。作れるのはアルブミン製剤や免疫グロブリン製剤だけだ。

すでに述べたように、一九七〇年代の後半以降、血漿分画製剤の消費が急速に伸びていた。とくにアルブミン製剤は毎年三十数%もの猛スピードで伸びつづけていた。それは三年で二倍以上になる増加だった。アルブミン製剤を原料血漿に換算すると、エイズ問題が起きた一九八二年とか一九八三年には世界中で使われる血漿の三分の一をわが国が消費していた。とんでもない「血漿輸入大国」になっていた。当時、ドイツも大量の第Ⅷ凝固因子製剤を消費していたので、名指しでの非難こそされなかったが、その寸前だった。

どうしてそのように大量のアルブミン製剤を使うようになったのか、その理由には二つのことが考えられている。まず一つ目は一九七五年にベトナム戦争が終わったことだ。この戦争で使っていた大量の治療用血漿分画製剤が不用になり、アメリカはそのはけ口を探していた。その頃から急速に経済力をつけてきたわが国は比較的高価な血漿分画製剤のはけ口として、標的とされた。折しも円高傾向となったこともあって、差益を生むうえでも極めて魅力的な市場になったということがある。二つ目はもともとは出血性ショックややけどの治療用だったアルブミン製剤が手術後など体力が落ちた患者の栄養補給代わりに大量に使用されるようになったからだ。それでは当時、血漿分画製剤やアルブミン製剤は国内ではどのくらい自給できていたのだろうか。

すでに話したように、血液原料のほとんどを日赤が独占しているのに、日赤には技術がない。民間企業には技術はあるけれども原料がない。ところが当時の血漿分画製剤のほとんどは民間の製剤メーカーによって作られていた。ということで、その原料血漿は大部分がアメリカからの輸入だった。つまり、ほとんど自給できていなかった。それともう一つの問題は一九五六年に制定された「採血及び供血あっせん業取締法」だ。この法律の目的は供血者の安全と保護だった。そのために一回の採血量が二〇〇㎖で、しかも全血採血だけだった。一回の採血量としては世界でもっとも少なかった。郡司が薬務局生物製剤課長に就任した一九八二年八月頃のわが国の血液事業の有様はこのような状態だった。郡司は、血液事業こそ行政的にもっとも対応すべき事案であるのに、明らかに後手に回っている、と思ったそうだ。それで彼は一回の採血量を四〇〇㎖に増やし、血漿だけを献血する成分献血を可能にするための基準作りに着手する。しかし現実に問題となっているエイズ対策にはとても間に合わない。

郡司にはどうして血液事業が後手に回っていることがわかったのだろうか。

それは彼が課長に就任してから、所管事項を猛勉強したからだ。それでわかったのだが、当時は売血が行われているとか、愛の献血が売られているとか、そういうことが盛んに報道されて、官僚にとって血液行政は嫌なものというイメージだった。日赤は血液原料を独占しているけれども製造ライセンス、つまり技術がない。一方で製剤企業はライセンスはあるけれども原料がない。この問題を解決するには、とりあえず日赤の原料血漿を企業に渡して委託製造してもらう以外に方法はなかった。しかし厚生省は、生物製剤は汚染などの危険性が高いので、製造の一部の過程を委託することは基本的には考えていない。また、濃縮製剤はその製造過程で原料血漿の九〇％ほどを捨ててしまう。だから、日赤としては血液の無駄使いということで、中央研究所はその開発研究もしていなかった。さらには、愛の献血が売られていると非難されていた日赤は企業に血液を渡すのを嫌がり、献血率の落ちることだけを心配していた。つまり、わが国の血液事業には技術的な問題と感情的な問題の両方があって、遅れに遅れていた（一四三頁参照）。

私の考えでは、複雑そうに見える薬害エイズの原因を端的にいえば血液行政の失策にエイズ研究班のミスが重なって、前代未聞の血友病大惨事になってしまった。いや、もっと正確にいえば、エイズ研究班のところはそれだけではなくて、エイズ研究班のミスプラス血液製剤小委員会の無知ということになる。そこで、血液製剤小委員会の話に移る。

第五章　血液製剤小委員会の無知

血液製剤小委員会のメンバーは、委員長の風間帝京大医学部教授によれば、全国各地から平均的に選ぶということに留意して、風間が選んだという。神谷忠（名古屋大学医学部助手）、斉藤英彦（佐賀医科大学教授）、徳永栄一（日本赤十字社中央血液センター所長）、長尾大（神奈川県立こども医療センター部長）、福井弘（奈良県立医科大学教授）、藤巻道男（東京医科大学教授）、森和夫（東北大学医学部助手）、安田純一（国立予防衛生研究所血液製剤部長）、矢田純一（東京医科歯科大学教授）、山田兼雄（聖マリアンナ医科大学教授）、がメンバーとなった。この中で、徳永と安田はエイズ研究班のメンバーでもある。またこの二人と免疫学の矢田以外の八人はいずれも血友病専門医だ。

血液製剤小委員会の第一回会議は一九八三年九月十四日に開催された。風間の議事メモによると、各委員のクリオに対する評価はほとんど同じで、クリオの適用は新生児や四歳以下とか未成年の子供ということだった。そして非加熱濃縮製剤の適用は四歳以上の子供とか大人だった。クリオと非加熱濃縮製剤に関して、激しい意見の対立はなかったということだ。この会議には郡司も出席していた。郡司は一九八三年一月のＮＨＦ（米国血友病財団）の勧告やＮＥＪＭ（『ニュウイングランド・ジャーナル・オブ・メディスン』）のデフォルジェの警告などを引き合いに出しながら、エイズ対策としてクリオへの転換を考えるべきかどうか訊いた。すると、血友病専門医たちのクリオに対する評価はとても低くて、「非加熱濃縮製剤による自己注射というのは血友病治療における進歩です」といわれた。それをクリオに後退させることは非常に難しいと、ある意味、諭されたといっている。

風間は第一回会議の草案を各委員に送って、加筆・訂正を依頼した。十月五日に第二回会議を開いて、中間報告をまとめるのだが、それは四百字詰め原稿用紙で一五枚くらいのものだった。そこでは血友病の治療法がクリオから非加熱濃縮製剤へと進歩してきた経緯を振り返りながら、クリオと非加熱濃縮製剤の利点と欠点を比較し、それぞれの使用範囲について述べ、クリオでは確実な治療は不可能であるとしていた。結論部分の《総括》では次の四点に小委員会の意見を集約した。

一　第Ⅷ因子製剤としてのクリオの適応範囲は小さい。製剤として第Ⅷ因子の回収率が高く、また肝炎やエイズ伝播の可能性が低いものの、剤型の難点などのため適応の拡大には限界があり、また使用量が著増することも望めないと判断される。

二　血友病Aの補充療法は現在もっぱら第Ⅷ因子濃縮製剤で行われている。この製剤は原血からの第Ⅷ因子の回収率が低いため、原血漿の国内自給は絶対的に不足しており、当座は輸入に頼らざるをえないという問題がある。エイズ伝播の可能性に対しては血液供給者の厳重なスクリーニングにより、可及的にその危険を排除しなければならない。

三　加熱第Ⅷ因子濃縮製剤の有効性と安全性が早急に検討されるべきである。

四　凝固因子濃縮製剤の国内自給を拡大すべきで、現在の血漿供給状況を考慮して、国内で得られる新鮮血漿の多面的な利用が真剣に考慮されなければならない。その一つとして、第Ⅷ因子回収率の比較的高い中間的製剤の開発も考慮されるべきであろう。

「剤型の難点」というのは、時間のかかる点滴で投与せざるをえない凍結クリオの使いにくさを指摘したものであろう。このように、エイズ研究班でも血液製剤小委員会でもそこでの議論を調べていくと、クリオの評価がとても低いのに愕かされる。クリオの欠点として風間の草案では、次の四点を挙げている。

《クリオ製剤の欠点》

一　凍結クリオは容器破損がときにあり、また冷凍庫確保の点で制限される。

二　アレルギー反応等副作用が多く、大量使用時には循環血漿量の増加のみならず、フィブリノゲン増加、溶血も無視しえない問題がある。

三　点滴静注という剤型は補充療法実施上最大の難点である。（略）溶解時間、注入時間の著しい延長は毎回の補充療法に大きな負担をかける。ましてや重篤な出血、外科的療法およびインヒビター症例（第Ⅷ因子や第Ⅸ因子に対する抗体が出現する症例）に対してなど比較的大量の補充療法をクリオで行うことは実施上不可能に近い。

四　自己注射療法では通常二五〇単位〜五〇〇単位濃縮製剤五〜六本を毎回処方するが、クリオでは一三〜三〇本処方することになり、上記の諸条件から自己注射の普及は事実上不可能である。

この文章、何かおかしい。まず第一は凍結クリオに限定していることだ。当時、凍結クリオを製造・販売していた国内メーカーは日赤だけだ。ミドリ十字や日本製薬はすでに蒸留水で溶かせばすぐに静脈注射ができる、より利便性の高い凍結乾燥クリオを製造・販売していた。ただ、そうはいっても、凝固因子製剤の原料として献血が供給されていなかったので、民間企業は買血で独自に原料を確保していた。だから、どのくらい量産できたのかはわからない。しかし厚生省がその気になれば何とかなったかもしれない。それなのに、研究班でも小委員会でも、クリオという場合にはいつも凍結クリオでの話になっている。だから、冷凍庫がいるし、点滴静脈注射が大前提になる。だが、調べてみると、凍結クリオの使用法は点滴静注とはなっていない。

「社会福祉法人はばたき福祉事業団」というのがある。HIV感染被害者の救済などを目的にして設立された法人だ。そこの理事長は大平勝美で、彼は血友病患者であり、薬害エイズの被害者でもある。彼に血友病の治療について訊いてみた。

大平は一九四九年生まれだから、非加熱濃縮製剤どころかクリオが開発される前、輸血しか治療法がなかった時代も経験している。小学五年生のときには、木登りをしていて頭をぶつけて、頭蓋内出血をした。治療は輸血だったから、治癒するまでに二カ月もかかった。

高校生の頃には膝の関節や虫歯の治療のために、当時安部がいた東大病院に約半年間も入院して、治験中だったミドリ十字のＡＨＧによる治療も受けている。第二次世界大戦中にハーバード大学のエドウィン・コーンが開発した「コーンの低温エタノール分画法」で取り出される血液の沈殿成分には第Ⅷ因子とフィブリノゲンが豊富に含まれている。ミドリ十字が一九六七年にこの沈殿成分を用いて第Ⅷ因子製剤の開発をはじめた。その商品名がＡＨＧだった。

やがて、ミドリ十字や日本製薬の凍結乾燥クリオで治療を受けるようになる。その頃、治験中だった日赤の凍結クリオも使ったことがあった。そのとき、自宅近くの病院の医者は凍結クリオを点滴ではなくて、静脈注射で投与した。ただ、注射の途中でピストンが動かなくなって、「粘っちゃっているよね」とか「使いにくい」とかいうことはあったが、それだけのことだった。

その電話のあとで、私は日赤に凍結クリオの使用法を尋ねた。そしたら、その製剤にはられているラベルに「用事容器のまま三〇度温湯中で融解した後プラスチック製の注射器を用いて必要量を静脈注射する」と記載されていて、点滴注入を指示したりはしていなかった。だから血液製剤小委員会が「点滴」を前提に議論していた理由は日赤にもわからないということだった。

一九八三年五月二十六日号の『ＮＥＪＭ』に載ったコレスポンデンスの中にシアトルの血液センターからのレターがあった。その血液センターでは過去十二年間、だから一九七一年からクリオによる自己注射プログラムをサポートしていた。それには五歳から五十一歳までの重症の血友病Aとフォン・ヴィレブランド病の患者四八人が登録していた。アメリカのクリオは血液銀行のものだから凍結クリオだが、自己注射によって何の問題も起こっていないということだった。だから凍結クリオでも十分に自己注射による家庭療法は可能なのだ。血液製剤小委員会の血友病専門医がそんなことを知らないはずはないし、日赤中央血液センターの所長もいたのだから、おかしな話だ。これに類した話はまだある。

自己注射療法が医師法上問題ないとされたのは一九七九年だった。そのことで尽力したのが当時、「全国へモフィリア友の会」の会長で、愛知県の血友病患者会、「鶴友会」の会長でもあった北村千之進だ。この人はいろいろと問題があって、結局、「全国へモフィリア友の会」の会長を解任されるのだが、自己注射が合法化された経緯が知りたくて、大口氏に情報提供をおねがいしていたら、数日後にメールが届いた。それに「全国へモフィリア友の会」会報『全友』の臨時号（一九七九年十月）が添付されていて、それでわかったことだ。

その表紙には男女二人が並んでいたが、それがとても興味深い写真なのだ。男の人が北村で、女の人はなんと、一九八三年にストックホルムで開催されたＷＦＨ総会のとき、医学委員会の委員長を務めたシェルビー・ディートリッヒだった。ホーム・インフュージョン、つまり家庭での自己注射療法についてアメリカの実情を調査するのに北村はホーム・インフュージョンの先駆的指導者ということで、ディートリッヒを訪ねていた。写真はそのときのものだ。

彼女はロサンゼルスにある整形外科病院のリハビリセンター長だった。北村は一九七九年二月二十六日に、そのリハビリセンターで彼女に会って、アメリカや世界各国のホーム・インフュージョンの状況を聞いた。そのあと、国内でホーム・インフュージョンを合法化するために、彼女の意見書を日本医師会会長の武見太郎と厚生大臣の橋本龍太郎あてにそれぞれ書いてもらった。私が注目したのは、この意見書の中の文章だ。そこに、人の血漿から調製された濃縮物を静脈注射して、血友病を治療するというのがあって、この濃縮物はアメリカでは十二年ほど前から入手できるようになったと書いてある。明確に凍結クリオとは書かれていないが、このセンターでは一九六七年から自己注射療法をはじめている。シアトルの血液センターよりも四年も早い。だから、彼女たちも凍結クリオを使っていたにちがいない。このときまでに、二四四人の血友病患者がホーム・インフュージョンプログラムに参加しているが、これまで何のトラブルもないということだった。そういうことで北村は帰国後、三月二十八日に武見に、そして四月十七日に橋本に会って、彼女の意見書を渡して、自己注射療法について二人の考えを訊いた。

武見は「医師法にのっとり医師の分野云々ということは考えていない。この問題はその専門医師と患者、家族とよく話し合って善処すればいい」といって、すんなりと認めてくれた。それから橋本もおおむね武見と同じ考えだった。それで北村は「全国へモフィリア友の会」会長として一九七九年七月三十日、厚生省に自己注射療法の可否を照会した。その結果、九月四日に厚生省から医師法上の問題はないという回答があって、合法化された。

ホーム・インフュージョンが可能になったいきさつがわかった。北村があのように動くためには相当に資金というか、金を使ったんだろう。そんなことも含めて、この人にはいろいろと問題が出てきたということだ。ちょっと話が逸れてしまったが以上のように、凍結クリオで十年以上自己注射していても、その間、何の問題もなかった。なのに何故、血液製剤小委員会では点滴静注ということやその欠点ばかりがことさらに強調されて、非加熱濃縮製剤でなければ話にならないという結論になってしまったのか。私にはまったく理解できない。

理論上は、いろいろな問題が考えられないことはない。しかし、現実には何の問題も起こっていないのだから、彼らのいい分は机上の空論でしかない。だとすると、その魂胆はなにか。是が非でも非加熱濃縮製剤にしなければならない理由は何か。それが問題だ。

凍結クリオの問題点について、血液製剤小委員会のメンバーだった長尾・神奈川県立こども医療センター部長が一九九六年、衆議院厚生委員会での参考人質疑で次のように説明している。

「クリオの副作用ということでございますが、（略）小児に特徴的な副作用といえますでしょうかどうでしょうか、問題がございますが、注射されることを怖がりまして泣き叫ぶ乳幼児を押さえつけ、縛りつけて三十分から二時間もかけて点滴をするということと、五分から十分ぐらいの静脈注射で済むということでは、ご本人にとっても、ご家族にとっても、また我々にとりましても、天と地の違いがあったと申し上げたいと思います」

ここでも点滴となっている。凍結クリオでも注射できるのだから、凍結乾燥クリオだったらもっと簡単に注射できるのに、クリオというといつも点滴になっている。不思議な話だ。

それに凝固因子製剤は体重あたりで投与されるから、乳幼児だったら体重が軽い分、投与量は少なくなる。クリオを使って注射しても、そんなに時間はかからないはずだ。

これは風間の《クリオ製剤の欠点》の四に対する反論でもあるのだが、はばたき福祉事業団理事長の大平は一九七五年からクリオで自己注射している。ただし、それは日赤の凍結クリオではなくて、日本製薬の凍結乾燥クリオだ。彼の出血はだいたい週一回、主に足首やひざの関節内出血だった。その出血に対して二〇㎖の溶解液で一〇〇単位の粉末クリオを溶かして、注射する。一本の注射に要する時間は約十分で、それを一本から二本打つとかなりの止血効果があって、とくに不自由しなかったといっている。だいたい予防投与とか補充療法とかいって、凝固因子製剤の使いすぎではないのか。手術とか重篤な頭蓋内出血もあるが、かなり個人差が大きいと思う。だからケースバイケースで対処すればいいことであって、みんなが同じ処方というのもおかしな話だ。

エイズ研究班でも血液製剤小委員会でも患者不在の論理がまかりとおっていたようだ。それもパターナリズム（医療父権主義）なのだろうが、困ったものだ。

患者不在の論理といえば、大平は一九七九年からは外資系メーカーの非加熱濃縮製剤も併用するのだが、治療の基本はクリオだった。その理由は、出血の直後でまだ腫れていないときだと、どちらも止血効果にあまりちがいがなかったからだ。血友病専門医たちは非加熱濃縮製剤でなければ話にならないといっているが、実際にはそうでもなかったようだ。

治療効果は患者本人が一番わかるから、そういうことも含めて、ケースバイケースというのが重要だ。班会議でも小委員会でも、そういう議論がまったくなされていない。

大平が「クリオの適応には限界がある」という一九八四年三月に厚生省が刊行した『血液研究事業昭和五八年度研究報告集』のなかの風間の報告書を知ったのは一九八七年だった。取材に来たNHKの記者に見せられたからだ。それを読んだときの印象について、東京HIV訴訟の原告として、一九九四年二月七日に東京地裁の法廷で、原告側弁護士の質問に答えた記録がある。それには次のように記されている。

弁護士：読まれてどうですか。

大　平：この報告書を読んでとてもびっくりしました。それは患者の実体験とはまったく異なったものが書かれております。

弁護士：たとえば、どういうところがちがいますか。

大　平：《クリオの問題点》というところで、これは点滴静注ということを前提に書かれておりますけれども、当時の私たちのあいだで「クリオ」と一般的にいわれていたのは日薬の二〇ccの乾燥凍結クリオのことであって、風間先生がここで表現されているような日赤の超低温の凍結クリオを使っている患者さんはほとんどおりませんでした。ですから、これは非現実的な話です。もう一つは、「クリオで確実な治療は不可能なもの」というところで。

弁護士：二五七ページの、右側の中ごろの記載ですね。

大　平：はい、そうです。「血友病の重篤な出血や大手術の出血、血友病年長児・成人のほとんどの出血にこういったクリオでは確実な治癒は不可能なもの」と書かれておりますが、これは私も含めて多くの患者がクリオで治療してきたわけで、そして濃縮製剤の期間というのはごく短い期間の歴史しか日本ではありません。ですから、クリオでの治癒が不可能だとしたら、私たちの存在というのはほとんどなかったわけです。（略）ですから、こうした実感の伴わないような報告というものが公にされているということに、これは私も含めて、これを見た会員たちにはとても驚きでした。患者の治療実態を知れば知るほど、血液製剤小委員会での議論がいかに現実離れしたものであったかということが浮彫になる。

血液製剤小委員会の見解に疑問を持ったのは患者だけではなくて、血友病専門医の中にもいた。その一人が加々美光安だ。加々美は東邦大学医学部講師や自衛隊中央病院院長などを務めた。彼は非加熱濃縮製剤を積極的に投与する血友病専門医が多い中で、ほとんど孤立状態で、クリオによる治療をつづけた。その理由は非加熱濃縮製剤にくらべて圧倒的に供血者の数が少ないクリオのほうが肝炎のリスクが低いと考えたからだ。だからエイズが問題になる前から投与は必要最小限の量とし、投与する製剤は日本製薬のクリオを基本としていた。非加熱濃縮製剤を使用する場合には国内血漿を原料としていた日薬のハイクリオとＰＰＳＢだけを使った。加々美は多くの血友病専門医がエイズ問題が起こる前から外国由来の非加熱濃縮製剤を漫然と大量に使っていたこと自体に問題があるといっている。私もそう思う。東京ＨＩＶ訴訟で、東京地裁に提出した意見書の中で、加々美は血液製剤小委員会の報告書を次のように疑問視している。

〈「クリオでは確実な治療が不可能であるもの」として、血友病の重篤な出血や大手術の出血、年長児・成人のほとんどの出血に対して治療が不可能であるようにも読み取れる記載があることについては、「確実な」という趣旨がわかりにくいのですが、この記載はいささか誤解される表現ではないかと思われます。これまで申し上げましたように、昭和四二年にコーン分画乾燥製剤が、昭和四六年にクリオ製剤が使用されるようになってからは、私どもは現に血友病患者さんの日常的な出血に対して必要十分な止血管理を行ってまいりましたし、また、かなりの外科手術が安全に行われてきたわけであります。（略）クリオ製剤による治療に、レポートでいわれる程の困難があったとは思われません。なお、このレポートは、結局、全体として高度濃縮製剤とクリオ製剤の比較評価をしているわけですが、その比較が意味を持つためには、当然のことながら、その前提として、少なくとも両製剤が共に同程度に安全な原料血漿を用いて製造されたものだということが保証されていなければなりません〉

クリオは点滴静注ではなく、静脈注射で、しかも必要十分な止血管理ができていた。だから、大平の命があって、証言もできたのだ。

しかし加々美は別に特別なことをしたのではないと思う。血友病患者を少しでも感染症のリスクから守るために、医師が一人でもできる基本的で、最低限のことを実践しただけだ。クリオでの治療をつづけていた彼とは別の数少ない血友病専門医の一人に、どうして非加熱濃縮製剤を使わなかったのかと質問した人がいた。彼は加々美とほぼ同じ説明をしたあと、「自分の家族にできないことを患者にはできませんからね」と答えたという。これも医者として、まことにあたりまえのことだ。そこでさらに、それでは非加熱濃縮製剤を大量に使っていた血友病専門医はどういうことになるのでしょうかと質問した。とてもするどい批判が返ってくると思ったのだが、「それぞれお考えがあるのでしょう」とだけいって、それ以上は何も語らなかった。自分だけいい児にはなれなかったのだろう。加々美はまた「自分のいた病院では薬価差益のないクリオを使うことについて事務長が理解を示してくれたので、実現できた」といって、病院の事務長を評価している。

血友病専門医が非加熱濃縮製剤に固執した大きな理由というか原因は薬価差益だったという説がある。薬価とは国により決定される医療用医薬品の公定価格だが、医薬品の取引価格には規制がない。それで病院が医薬品を業者から薬価よりも安い金額で購入できれば、その差額が病院の利益になる。薬価と納入価の差、つまり薬価差が大きいほど病院はもうけることになる。これが薬価差益だ。もう少し説明すると、病院は健康保険組合に対して、薬価基準どおりの金額を請求するから、実際に業者に支払った金額との差額分が病院の利益になるということだ。それでは、実際にはどのくらいの差益があったのか、計算してみよう。

当時のアメリカと日本の非加熱濃縮製剤の価格を第Ⅷ因子製剤の五〇〇単位で比較すると、アメリカでは一万九三七五円、日本では四万四二八七円となっている。だから日本のほうが二・三倍値段が高くて、その差は二万四九一二円だ。たとえば、定期補充療法の場合、患者は週に三回、一回につき体重一kgあたり二五単位から四〇単位の製剤を注射する。この平均をとって、三二・五単位としよう。体重が五〇kgの患者だと、一回に一六二五単位になる。これを価格にすると、アメリカでは六万二九六九円で、日本では一四万三九三三円だ。だから、その差額は一回あたり八万九六四円になる。一年間の注射回数は一五六回だから、年間の差額は一二六三万三八四円だ。これが病院の薬価差益だ。つまり、病院は日本の薬価で健康保険組合に請求し、アメリカの製剤メーカーはアメリカの薬価で病院に請求すると、こういうことになる。日本のメーカーだって、アメリカのメーカーに対抗するためには、病院への納入価格はアメリカのものとほぼ同等にせざるをえない。病院には大きな利益になるということだ。これは患者が一人の場合だから、五〇人いれば、病院の収益は年間六億以上になる。

ほとんどの血友病専門医は大きな総合病院とか大学病院にしかいなくて、開業医は少ないから、個々の医者の金銭的利益にはならないのかもしれない。だが、病院経営という点でいえば、経営に協力的な医者は経営者や管理者から高い評価を受ける。それは他の業種の従業員と同じだ。また、部長とか教授は病院の管理運営や経営にも大きな責任があるから、どうしても、そういうところに目が行く。そして、収益の多い部門の長ほど病院内での権力が強くなり、実権を握ることもできる。

総合病院や大学病院は赤字のところも多くて、数十億円の借金があったりするから、非加熱濃縮製剤の薬価差益はそういう病院にとっては大きな収益になる。

民間と公的医療機関では薬剤の購入価格に大差があるのは常識なのだ。公的医療機関の場合、税金で赤字の補塡ができる。だから業者のいい値に近い差益の少ない購入価格がまかりとおる。

これはうがった見方かもしれないが、薬害エイズで多くの被害者を出した医療機関は多くが私立の大学病院とか民間の総合病院なのだ。

たとえば、東京医大とか帝京大とか荻窪病院とかである。ちなみに一九八六年頃の血友病患者のエイズウイルス抗体陽性率は東京医大病院がもっとも高くて、一六五人中九〇人で五四・五%、ついで荻窪病院が二二〇人中一〇六人で四八・二%、帝京大病院は六七人中三二人で四七・八%となっている。すなわち、患者の半数がエイズに感染している。

一方、公的医療機関では名古屋大病院が一二三人中三五人で二八・五%、神奈川県立こども医療センターが一三八人中三九人で二八・三%、静岡県立こども病院が八六人中二七人で三一・四%となっている。明らかに公的医療機関のほうが感染率が低い。

これも私の推測だが、それだけエイズに感染するリスクの高い非加熱濃縮製剤をたくさん、ふんだんに投与したのだろう。薬価差益のために。

だが、何故、日本の非加熱濃縮製剤の薬価はあれほど高かったのか。誰がどこで、どのような根拠で、あの不条理な薬価を設定し、それを何故厚生省が認めたのか。これも大問題だと思う。しかし、それは誰も追及しない。こうした投薬による利益をあてにしない医療行為の定着のために打ち出された施策が「医薬分業」だ。薬剤の選択権は医者にあるが、その選択に薬価差益が考慮されなくなり、不要な投薬も減少することが期待されている。

血液製剤小委員会の中間報告にはこれまで話してきたようないろいろな問題があるのだが、この中間報告を風間小委員会委員長はエイズ研究班の第四回班会議に提出する予定で、その数日前に原稿用紙で一五枚ほどのものを郡司と安部に届けた。ところが、安部から「（班会議では）時間がないから長々としたものを出すな。もっと簡潔なものを出せ」といわれて、原稿用紙三枚分の抄録にした。血液製剤小委員会の報告では、エイズ対策にクリオを活用しようとしていたわけではないが、クリオの役割に一定の評価をしていた。エイズ研究班内で、安部と大河内はことあるごとに対立していた。それで安部としてはクリオを徹底的に否定してほしかったようだ。そうでなかったことが安部の逆鱗に触れてしまった。風間はそう考えて、抄録ではその部分をカットした。そして中間報告では《クリオ製剤の欠点》となった。それが本当だとすると、安部の大河内に対する敵意は相当なものだ。

一九八三年十月十四日に開催された第四回班会議の内容をメモした文書がある。一部判読不明となっている部分があるが、それによると血液製剤の安全対策をめぐるやり取りは次のようになっている。

大河内「自己注射は動かせない大きな線であるのか。又これをこの小委員会では前提で検討するのか。ここではエイズだけを考えていくのか」

風　間「自己注射から後退するのが」

大河内「輸入しないで、日赤で製剤を作るのか」

風　間「小委員会で議論した。臨床家としては自己注射を優先すべきだ。理想とすべき治療法を求めざるをえない」

大河内「高単位の方を使うとすれば使用量は多くなる」
風　間「従来の七割に減少するだろう」
大河内「本当に濃縮は重要か。自己注射は薬屋が作ったファッションでは（以下判読不能）」
風　間「患者はやりはじめるとやめられない」
大河内「アメリカではプラズマフェレーシス（血漿交換療法）が盛んになったからではないか（略）」
風　間「患者がもっとも必要とするものを作るということを基本とする」
大河内「その考えは過去に我々を不幸にした。保存血万能↓肝炎ＨＢ問題」
安　部「（略）私は患者が中心である。大河内先生は国の供給が中心であるという立場のちがいである。日赤には十八年前（略）から血友病の薬を作ってくださいといいに行っていた。そしてウェットなクリオを作ってもらうようになった。これをドライを作ってほしいと思ったが、技術的にできなかった。それ以外に献血量の問題があった。しかし、エイズの問題が起こった限りは血友病のものについては日赤で作って欲しいと思う。患者には濃縮以外のものでも自己注射ができるような訓練をすることも必要」

やはり非加熱濃縮製剤による自己注射に固執する安部や風間に対して、輸血によるＢ型肝炎感染問題を引き合いに出して、安全性を優先する大河内が対立している。しかし、安部は十八年も前から日赤に血友病の薬を作ってほしいと、おねがいしていた。結局、日赤では技術的に凍結クリオしか作れなかった。凍結乾燥クリオの製造は無理だった。エイズの問題が起きて、やはり国内の血液を原料にしている日赤に治療薬を作ってほしいと考えているし、非加熱濃縮製剤以外のものでも自己注射ができるようにすべきといっているところは、今までの安部の印象とまったくちがう。

十八年前から云々という部分についてだが、実はもともと日赤にクリオの製造を働きかけたのは安部だった。安部は日赤中央血液センターに凍結乾燥クリオの製造を促しただけではなく、クリオに含まれるフィブリノゲンの含量を減らした純度の高い製造法も模索していた。その成果は一九七五年八月十日発行の『凍結及び乾燥研究会会誌』に「クリオプレシピテート製造時におけるエタノール添加の効果」としてまとめられている。クリオの大量、持続的投与ではフィブリノゲン血症になることがあり、血友病患者でも血栓症を誘発することがある。そのためにフィブリノゲン含量の少ない、高純度のクリオの製造法を検討した。その結果、フィブリノゲン含量が少なく、凝固因子活性が一二五倍の精製分画が得られたとしている。そして、この論文の共著者には風間のほかに徳永（日赤血液センター所長）の名前もある。風間によると、このとき安部は日赤に非加熱濃縮製剤の製造を持ちかけたということだ。しかし、日赤が消極的で話が進展しなかった。そんなことで、安部はミドリ十字など民間企業への傾斜を強めたらしい。第四回班会議に戻る。

安　田「日本の血漿と米国の血漿は日本のほうが安全。国産に戻れということはクリオに戻れということではない。今安全な日本の血漿を使うこと。（略）乾燥クリオは一年後にできる。クリオ（略）を抜いた血漿を使える道を開くことを考えるべきであろう。（略）」

郡　司「エイズの危険をどの程度考慮に入れるかが解らない。今の治療を維持することと、セルフサプライ（自給）（以下判読不能）。現在の製剤内でクリオ、濃縮、加熱が並んでいる。これをどれを選ぶかを行政が判断すべきだ。最終的に治療コードを作って医師が遵守する必要がある」

安　部「この委員会の限界を確認すべき。資源の問題。血友病の薬が無くなって使用できないことはノー。クリオを使用範囲を広げるオーケー。（略）ホーム・インフュージョンは医師が処方するから無駄使いとならない」

大河内「ホーム・インフュージョンの乱用のチェックはできるか」

風　間「使用量の増加があったかどうかを見る。自己注射の記録をとらせて医師がチェック」

徳　永「（略）外国の売血と日本の売血とどちらがよいのか。これだけの量が使われて。クリオを日赤が作らないのではなくて、要求がないから作らない。クリオを徐々に増やすこと。クリオ抜き血漿をどうするかは血液事業に穴があく」

安　部「血友病の薬を作ってもらうことはここの（以下判読不能）」

徳永「濃縮とクリオのバランスが問題であって、クリオがノーであれば、議論の対象でない。（新鮮凍結血漿―クリオ）を使えないとすれば血液事業に穴があく」
塩川「製剤小委員会の具体的対策がないけれどどうしたのか」
風間「答申の目的
①血友病の治療をどうするべきかの見直しをした。
②（記載なし）」
安部「①クリオを作ってほしいという要望
②クリオを作ったあとの処理はどうするか」
塩川「①血液製剤小委としての対策を立てるべき
②（記載なし）」
風間「エイズ対策と血液対策をどうすべきかが出されていない（以下判読不能）問題か」
塩川「イエス」
風間「①血友病の治療（以下判読不能）
②供給をどうすべきかについて
親委員会の（以下判読不能）でもエイズが出たということであれば（以下判読不能）緊急で考えていきたい」
安部「アブソリュート（完璧）にならないから対策を立てられないのではなくて、より安全になるための対策を立てていただきたい」

郡　司「エイズの危険性があっても血友病の患者の治療法を変える必要はないのか。必要ないが、エイズの危険性は否定できないので、可及的すみやかにより安全な日赤の新鮮凍結血漿をより有効に使うべき」

安　部「（略）風間は問題点は判ったが、今日の議論を基に一歩二歩踏み込んだ答申にしてもらいたい。徳永、大河内がどのように考えるかを反映させてほしい。（略）」

エイズ問題が起きた一九八〇年代前半、献血で非加熱濃縮製剤が製造されていなかったので、そのほとんどがアメリカ人の血液を原料にした民間メーカーのものだった。徳永は「クリオを日赤が作らないのではなくて、要求がないから作らない」といっているが、これは臨床現場のニーズを無視した発言だ。もともと日赤の凍結クリオは使い勝手が悪く、患者や医者には不評だった。だから一九八三年当時、日赤クリオの供給量は一六万単位相当で、国内での第Ⅷ因子使用量約一億単位の〇・二％ほどしかなかった。安部は早くから血友病の治療薬を作るように、徳永たちに働きかけていた。しかしそれに日赤が応えなかったのだ。

安田は「（日赤の凍結）乾燥クリオは一年後にできる」と発言している。しかし、実際に日赤の凍結乾燥クリオが承認されたのは一九八五年三月で、販売開始はその四カ月後の七月だった。一九八五年七月というのは各製剤メーカーの加熱濃縮製剤が承認された時期だ。結局、エイズ対策としてはほとんど何の役にも立たなかった。また安田は「クリオを抜いた血漿を使える道を開くことを考えるべきであろう」ともいっている。これは脱クリオ血漿のことで、日赤の採血したばかりの新鮮凍結血漿（ＦＦＰ）からクリオを取り出したあとの残りがそれになる。ＦＰをそのまま医療現場に供給するよりも、各タンパクを別々に取り出して分画製剤にするほうが血液を有効に使うことになる。しかし技術力が不足していた日赤は一九八〇年代の前半まで、ＦＦＰをそのまま低タンパク血症の改善や栄養補給目的で販売していた。

厚生省は世界の原料血漿の三分の一を使用するというわが国の医療現場の過剰使用を是正するために、それまでの血液研究事業の成果をもとに、一九八六年六月、アルブミン製剤やＦＦＰの使用適正化ガイドラインをまとめた。それによるとＦＦＰについては「栄養補給、栄養状態の改善の目的、全血の代用としての赤血球濃厚液との併用、慢性低蛋白症を含め単なる血漿蛋白濃度の維持の使用は適切でない」となっている。この適正使用基準は中長期的には意味のあるものだったかもしれない。しかし、血友病患者をエイズ感染から守るための対策としてはときすでに遅しということだ。また仮に、ＦＦＰの過剰使用抑制によって、ある程度のＦＦＰを凝固因子製剤の原料に回せたとしても、それだけでは問題は解決しない。というのは安田がいった脱クリオ血漿がＦＦＰと同じように治療に使えなければ、せっかくの献血が無駄になってしまう。このことを徳永は血液事業に穴があくといっている

それで、厚生省の血液製剤による治療適正化研究班は一九八四年度、日赤の協力のもと、Ｆ

FPと脱クリオ血漿の効果を比較検討する臨床研究を行った。また日赤も同じ頃、FFPと脱クリオ血漿を比較する品質試験や臨床研究を行った。それらの研究により、脱クリオ血漿はFFPと何ら遜色のない製剤であることがわかるのだが、それが解明されるのが一九八五年の三月とか九月なのだ。だからやはり、加熱濃縮製剤の製造が承認された一九八五年七月の前後になっている。ということで、結局、日赤は脱クリオ血漿を血液製剤として製造・販売するための承認申請すらしなかった。何もかもが後手後手だ。行政の仕事というのは、いつもこんな具合だ。どうすればもっと小回りがきくようになるのだろうか。

この第四回班会議でのやり取りの前半の部分で安部は、非加熱濃縮製剤以外のものでも自己注射ができるような訓練をすることも必要と言っている。彼はまた、後半のところでも「クリオを使用範囲を広げるオーケー」とか「より安全になるための対策を立てていただきたい」など、それまでの非加熱濃縮製剤の自己注射しか念頭にないかのような発言とは打って変わったことをいっている。これが彼の本心なのか、あるいは班会議という閉ざされたな場でのポーズなのか、今となってはわからない。しかし、これが真意であったとすれば、クリオがエイズ対策に生かされていたはずだ。これが安部の本心かどうかを知るいいビデオが大口氏から送ってもらったCDの中にあった。そのビデオから考えて、私はこれは彼のポーズだと思う。次の章で、このことを詳述する。

第六章　安部英の本心

安部が主宰する「家庭療法委員会」が第四回班会議の四日後、すなわち一九八三年十月一八日に東京ステーションホテルで開かれたのだが、そのビデオにはそのときの会合の様子が録音されていた。

この会合の模様を密かに録音したのは血友病の患者団体「東京へモフィリア友の会」、通称「東友会」の幹部の一人だ。彼は風間（帝京大医学部教授）からの要請で出席したということだ。「はばたき福祉事業団」理事長の大平勝美によると、この幹部からは会合の様子を録音したことは東友会理事会には報告されていなかった。テープは彼の死後、遺族が遺品の中から見つけ出して、東京HIV訴訟の弁護団に手渡した。その反訳文が証拠として法廷に提出されて、日の目を見た。大口のビデオではその録音テープはニュース番組の中で流されていた。

この日の「家庭療法委員会」には安部と風間のほかに、山田兼雄（聖マリアンナ医科大教授）、長尾大（神奈川県立こどもセンター部長）、神谷忠（名古屋大医学部助手）など血液製剤小委員会のメンバーの一部も出席していた。冒頭、風間が大河内（九大病院輸血部長）の主張と血液製剤小委員会の中間報告の内容について説明した。それを受けて安部が「はっきりいえば私は決して、自給自足のためにですね、私どもの治療法を改めると、なんていうことは絶対にやるつもり、主張するつもりではございませんが、うっかりいたしますというと、そういうことをいやうっかりではなく明らかにそのことを出しているわけですね。例えば大河内君は、その極言で、彼はまあ、あとから色々と話が出ると思いますけれども、風間委員会が一体どういう基本的な態度でこれに答申をなさるか、それは親委員会としては質問はいたしますよ。しかし風間委員会はこれをどのように答申なさるか、風間委員会の本当の主張は何かということが私は聞きたいですね。（略）これをこの際はっきりしない限りは、結局は親委員会というその厚生省なり、えー、大河内君のですね、意見をそのまま鵜呑みにしなくちゃならないということになりかねないですね。風間先生はその点はどのようにお思いになるのですか」と言っていて、非加熱濃縮製剤による自己注射療法は絶対に改めないと明言している。また、大河内と厚生省の考えにある程度の同意点があることも認識していて、それらを粉砕できる意見をとりまとめるように、風間に求めていると思える。

この問いかけに対して、風間はエイズ研究班の会議で大河内が「国内の血液はエイズ伝播の危険性が低いのだから、エイズ禍を防ぐために国内自給を目指す。具体的にはクリオ製剤に戻るべきである。現在の凝固因子製剤のラグジュアリー、つまり贅沢な使用は売血による輸血で肝炎が多発した時代とオーバーラップする」と主張したことを紹介した。その後、安部は時折風間を叱咤しながら、延々と大河内批判を展開する。

「大河内君はエシックス（倫理）なんていいながらね、そのまあ自給自足だというわけですな。（略）自給自足のためには、（略）血友病の治療は犠牲にしてもいい、ということなのか、と僕はいいたいわけなんです。（略）これをお医者さんとしてはどうするか、いやこの委員会、風間委員会としてはどういう態度をとるかということを決めなきゃいけない、それが第一ですね」「肝炎の血液がたくさん出てきた、ということをね。と、それがラグジュアリー（贅沢な使用）だということは彼はいわなかったけれども、そういうことと現在の血友病の使用法はラグジュアリーだといっているわけです。これは基本的にちがうわけ。これを指摘しなくちゃいかん、風間委員会は。ね、先生。これをあなたはあのときに黙っていたわけです。それは基本的に性格がちがうんだ、ということをいわなきゃならない。これはやはりあそこに出てきて頭をぐるっと回して、敵の根拠とするところをきちんと摑んで、それにちゃんとした対抗一撃をくらわさないと。というのは例えばね、あの当時はなにもラグジュアリーじゃなくて、ラグジュアリーどころじゃなくて、血液を集めるのに、献血では集められない。だからああいうふうな形で集めた。しかしこれは元を質せば、これは日赤も力がないし、厚生省がそのようにやらせざるをえなかった。厚生省の責任ですよ。（略）それは血液をラグジュアリーに使ったとか何とかではないんだな。ところが我々のときはラグジュアリーだといっているわけだ。いい換えればね、あなた方の治療法は出鱈目だといってるわけでしょう。風間先生、そういうことなんですよ。（略）血友病の治療はこうあるべきだというのを僕らは研究してきたわけでしょ。（略）皆さんがその上に立って賛成しておられるわけでしょ。（略）なぜそれがいえないんですか、風間先生、ね。（略）僕が出させてもらえない委員会では、皆さんはラグジュアリーとか何とかいってないんでしょ。ラグジュアリーと思いますか」

「大河内はそれはその僕らから見れば無茶苦茶なことをいっているようですけれども、大河内には大河内の理論があるんですよ。だから、この理論を質さなければいけない。曲げてやる。正しいところへちゃんと納得させなければいけません。あれではとても大河内はうんとはいいません。それはとても厳しいです。まあ、大河内のような人は、まあ僕の委員会にあんまり入ってもらうと困るんですけれども、あれは厚生省が入れたんです。（略）厚生省は僕に謝りましたけれどね。大河内を入れたことについて『済みません』といってくれましたけれども、それはそんなことといったって、あなた任命しちゃったんだもの、それは……。風間先生はまだまだやられますよ、大河内には。あんな腰の弱いことではね。理論がないのだもの」

これらの発言から、クリオに戻るべきだ、非加熱濃縮製剤の使用がラグジュアリーであるという大河内の主張に対して、安部が異常なほどの嫌悪を抱いていることがわかる。しかし、薬価差益のことなどを知ってしまうと、安部が嫌悪すればするほど、逆に大河内の主張が的を射ていて、急所を蹴られて、うろたえているとしか思えない。

安部の批判は技術力のない日赤にも向けられる。たとえば、こんなふうだ。「十八年前に私が学生騒動のときに、あそこの日赤センターに行って……私がクリオを作ったんです。自分であそこで、苦労してね。そしてその作り方を教えてあげて。それがいまだに進歩しない。少なくとも、『それを乾かしてくれ』と、僕がいったら、それすらもできないわけです。（略）プラズマからクリオを作りましたものはね、えー、その後の脱クリオ血漿は商品にしていないんです。捨ててるんです。どうしているか知らないですよ。で、これを商品にするようにしなさいと何回いっても徳永君は努力しないです」。安部は日赤には大きな不満があったようだ。しかしまあ、この「家庭療法委員会」というのは安部の独演会のようなものなのであろう。

それから安部の演説はなぜ非加熱濃縮製剤でなければならないのか、というテーマに移って行く。その理由はクリオでは自己注射ができないので、血友病治療の後退になる。そんなことは絶対に認めない、というのが安部の考えのようなのだが、そのことにはすでに述べたように多分に無理がある。それでも、自分の考えをごり押しして、血液製剤小委員会から意に反する答申が出て来ないように、「根回し」をした。何が何でもクリオ転換の芽は摘んでおきたい。そんな安部の異常とも思える意思が録音テープに残されている。それは「クリオでは自己注射はできないのか」と質問されたとき、どう答えるかを出席者に尋ねているところなのだが、その部分の反訳を次に示す。

安　部「皆さん、あなたなら、『やろうと思えばできます』というんじゃないですか」

長　尾「『やろうと思えばできます』と本当は、いっちゃいけないんだろうと思いますけれども、正直いってやろうと思えばやっていた人がいるわけですから……」

安　部「誰がいますか」

長　尾「あのー、うちの患者でですね」

安　部「ああそうですか」

長　尾「うちの患者で、大人でやっていた人が現実的にいるわけで。いまはやっていませんけれども」

安部「それはそうでしょう」

山田「それはいたんです。そういう人がね。今は初期製剤（クリオ）は使っていない現実は……」

安部「ちょちょちょっとそれは待って下さい。そうするとですね、クリオでも自己注射をさせるべきなんですね？」

長尾「それはちょっと……」

安部「（略）今僕が質問したのは、『やろうと思えばできます』とあなたお答えになるんじゃないかという、想定で聞いたら、あなたは『そうだ』というふうにお答えになるようですか（かなり威圧的なくだり）」

長尾「（略）『やれませんか』といわれると、『絶対にやれないということはいえない』というのが一番正直なところだと思うんですね」

安部「僕が質問しているのはこういうことです。あなたがこの委員会で、そのようにお答えになると（机を叩く音）、『それではおやりなさい』と向こうがいうに決まっておるということは、あなたすぐお分かりでしょ」

長尾「ですから、そういうことをね考えに入れて、そしてじゃあ、その切り捨てる部分は切り捨てて、そして大部分を拾うという意味で家庭療法を可能にしたのはコンセントレート（非加熱濃縮製剤）である、といういい方はできると思うんです。ですから設問の仕方だろうと思うんです」

安部「いやあ設問の仕方はこうです。もう一回いいます。（略）『クリオで家庭療法ができますか』という質問です」

長尾「全部はできないということです」

安部「それでは全部ができないというと、何パーセントができないのですか。反対に何パーセントができるんですか」

長尾「ですから約五パーセントという具合になります」

安部「（略）とにかくこういうところで、できるとかできないとか決めたらそれが……法則に、指導要領になっちゃうのだから」

神谷「そこで問題になるのは、今その血友病の患者さんに使われる第Ⅷ因子製剤の単位、さらにその中で、あのクリオが実際日本でアベイラブル（入手可能）な、まあマクシム何本という、その中で何パーセントというてる話は、はなくそだというわけですよ。従って、結論としてはできないといわざるをえない。ただし先生のおっしゃるように学問的といいましょうかね、我々実際ほんま目の前でこの患者さんにクリオしかどうしても……できないという、何らかの病気があったときに『できないか』といわれて、それはできますよ」

安　部「それはクリオしかないときには仕方ないよね」

（略）

安　部「だからそうですよ。あなたが質問は学問的な立場というか、医者のね、そういうちょっとした学問のことを書きたい（笑）、そういうふうな答えだけれど、僕は今、この委員会でそう聞かれたらどう答えますか、と聞いているんだから、ね。『部分的にできます』といったら、委員会は『そう、じゃ何パーセントできますか』と聞いてくるにちがいないですよ。その根拠を挙げなさい。何パーセント？　五パーセントに家庭療法の五パーセントができるとしたら、『それじゃ、あとの九五パーセントはなぜできない』同じ質問がまさしくどんどん出てくるだけですよ」

風　間「やはりクリオでは確実な治療はできない。家庭療法をまかせるには、やはり保障がなければ……完全止血の……」

安　部「だけど、だからクリオでは完全な止血はできないんですか、という質問がきますよ。どうしてできないんですか？　という質問」

（略）

安　部「は？……それは、ある程度できるかもしれないけど、相手はしろうとですからね。僕は、ちょっと嘘かもしれないよ、嘘だがこういったんだ。ああクリオを溶いたら、クリオを溶いてやってると、小さなシリンジ（注射器）が詰まるんです。ね、何にも質問がない。あ、そうですかときた。長尾君、嘘かもしれないよ。……シリンジ（不明）から、こうチューブだろーね、それで患者さんがこうして、自分で刺しているわけですよ」

山田「動かなくなっちゃうことがあるんですね」

安部「動かなくなる」

山田「最近デスポーザブル（使い捨て）だとひしまないでしょう（笑）」

安部「いやいや、デスポーザブルそういうことがあることはありますよ（笑）。は？……ひしいじゃう。だんだん動かなくなる……いやいや……患者さんが家でやっているときもそういうことある。ガラスのときはもっと、早いね。いやとにかくね、そういう議論をするときはね、いいか、一番もう簡明で絶対にそういう質問が来ない答えをしなきゃいけないわけだ。だから長尾先生なんかはとてもこういう会には不向きである」

長尾「はい、あと二十年、勉強したいと（笑）」

安部「風間先生はもっと不向きかもしれないですよ」

風間「三十年（笑）」

安部「ね、いいか風間先生、とにかくあなたはなっちゃったんだから、いまさらやめるわけにはいかないからね。……うん、あれは詰まるんですよ。誰もが文句いう人いない。みんなあなたね、それは詰まらんこともたくさんあるでしょう。だけど詰まるときが一回でも二回でもありゃ詰まるんだよ。……あなたの学問的な良心だったら、あるいは嘘をついてるということになるかもしれないがだ。しかし一回でも詰まれば詰まるわけだ」

（略）

安部「（略）ホーム・インフュージョンのためには、これが、風間先生書いとけよ。そのコンセントレート（非加熱濃縮製剤）でなければならないという、まあ今るる述べられたという結論になったわけです」

風間「（略）その委員会側としては、ですから一つはエイズ、血友病エイズの防止にはどうすればいいか、もう一つはえー国内の自給で、補充療法を賄うのはどうしたらいいか、この二つです」

安部「（略）前のほうはどうしたらいいかっていうのは、ないんだけども（笑）、……ま、そういう、前のほうはどうしたらいいかというのは、それこそ、それこそ一番最初にあなたが書いておられた、こういう汚ないものでないようになるべく採血の……をよくして、そういうもので、あるいは別のものを使ったほうがいいだろうということになるわけですね。（略）エイズということを利用しましてね、本当の血友病の治療の原則が曲げられるんじゃあないかと、という心配を私は非常にしておるわけです。その点、風間せ、長尾先生はうなずいておられるが、本当にそうですかね」

長尾「はい、あのー」

安部「これは風間先生、非常に危惧しなきゃいけないぞ。あなたがこの答申を出したら、あなたは終生浮かばれないぞ。○○君たちに終生恨まれる。（周囲の笑い）」

○○君というのはこの会合に出席していた「東友会」幹部の名前。

ここでの安部の発言は四日前のエイズ研究班でのものとはまったくちがう。だからあの班会議での発言は彼の本心ではなかった。それにしてもしろうとだから嘘をいってもいいなんて、とんでもない話だ。大河内をはじめとして血友病専門医以外の班員をバカにしているとしか思えない。これほど非加熱濃縮製剤に固執する理由が血友病治療の後退だけとはとても考えられない。

この翌月、つまり十一月十日には厚生省が血液製剤メーカーに加熱濃縮第Ⅷ因子製剤承認申請についての説明会をしている。だから遠からず、国内でも加熱濃縮製剤が承認される流れになっていた。安部はその臨床試験の治験統括医師になるのだから、このあたりのこともよくわかっていたはずだ。私は当面のリスクを回避するための緊急避難的対策として、クリオの使用があってもいいと、思う。

「はばたき福祉事業団」の大平は血友病専門医らの議論が血友病患者に知らされていなかっ

た、つまり患者不在の議論だったことについて、「大人の患者であっても、実際にはその症状は軽症から重症までいろいろある。エイズ研究班や血液製剤小委員会の議論を私たちも共有し、治療の実態や患者の思いを伝えることができていれば、血液製剤小委員会があのような画一的な結論を出すことはなかったかもしれない。そして、加熱濃縮製剤が承認されるまでのあいだ、出血状況に応じて非加熱濃縮製剤とクリオ製剤を使いわけることもできたはずだ。血友病治療のプロである安部さんがエイズ研究班長になったので、それができると思っていたが、まったく期待はずれだった」と言っているが、ほんとうに誰だってそう思うにちがいない。それに風間が血友病エイズの防止にはどうすればいいかと訊くと、安部は「どうしたらいいかっていうのは、ないんだけども」といって、笑っている。エイズ研究班の班長でありながら、エイズに対する新しい対策は何も考えていない。

安部を班員にした責任は郡司にある。そのことが薬害エイズの悲劇を予想以上に増大させた。彼は血友病患者に謝らなければいけない。患者にしてみれば、今になって謝られても、どうしようもないだろうが、その分、彼の責任は重大ということだ。しかし、彼にしても大変な期待はずれだったのだろうが……。

郡司は第四回班会議で、「現在の製剤内でクリオ、濃縮、加熱が並んでいる。これをどれを選ぶかを行政が判断すべきだ。最終的には治療コードを作って医師が遵守する必要がある」といっているが、誰もこれに答えていない。血友病専門医たちは非加熱濃縮製剤を画一的にぜいたくに使うことしか頭にない。エイズのリスクも頭にない。だから、わが国では一九八三年一月にアメリカの血友病財団（ＮＨＦ）が発表した勧告と同レベルの対策すら実施されなかった。これで専門家といえるのか。まったくあきれてしまう。

第七章

加熱濃縮製剤への道

マスコミが血友病患者や非加熱濃縮製剤のエイズ問題を報道したり、厚生省がエイズ研究班を設置したりすることで、血友病患者の危機感は日増しに強くなる。とくにアメリカでの行政の対応の速さと比べると、いつものことながら、わが国の対応はとても遅い。ということで、一九八三年九月二十二日、血友病患者の団体が厚生省にエイズ対策要望書を提出するのだが、その要望書には問題があった。

第三回エイズ研究班会議が開かれる五日前の八月十四日、東京で血友病友の会全国会拡大理事会が開催された。

そのとき「東京へモフィリア友の会」が国に対するエイズ対策要望書案とその提案理由を提起する。要望書の原案と提案理由は次のようなものだった。

要望書案

私たち血友病患者の団体は、血友病患者の治療が血液製剤の使用により近年著しく前進し、自己注射の実施により一段と社会活動範囲を広めつつあることを喜ぶものです。

ところがアメリカ合衆国における製剤の使用を原因とすると思われる血友病患者へのＡＩＤＳ（後天性免疫不全症候群）の国際的な多発は、アメリカの製剤及び原料に大きく依存している私たちの治療に深刻な影響を与えようとしています。

しかし、私たち血友病患者にとっては今日治療水準の後退は一歩たりとも許されるものではありません。

私たちは安全な治療を維持し患者の生命と生活を守るために、貴省におかれては下記の事項を検討されるよう強く希望するものです。

記

1．製剤の使用によるAIDS感染の危険性を防止するため、製剤及び原料血漿の安全性に関する明確な基準を早急に設けられたい。

2．当面の施策として、必要な場合はアメリカ合衆国でFDAの勧告（1983・3）前の製剤を回収する、或いは上記勧告後の製剤にすみやかに転換するなどの措置を製剤業者がとるよう指導されることを検討されたい。

3．AIDSの原因解明及び治療法が確立されるまでの間、日本赤十字社の献血血液を製剤の原料として供給するなど、国内血液を原料とする製剤の安定的供給を図るための具体的措置を検討されたい。

4．加熱処理型製剤を認可するなど早期使用のための具体的配慮をされたい。

昭和五八年八月十四日

全国ヘモフィリア友の会

ＡＩＤＳ対策事項の厚生省への要望の提案理由

一九八三年八月十四日

１　ＡＩＤＳと血友病

ＡＩＤＳ（エイズ、後天性免疫不全症候群）は、現在世界中のマスコミの注目を集めている疾患であり、米国での認定患者一九二二名内死亡七四三名（致死率三九％）、米国外の患者一二一名（内六七名死亡）という激烈なものです（一九八三年七月二六日現在）。

その原因・治療法は解明されていません。

血友病との関連で注目されたのは、血液製剤による治療を受けている患者一五名に発症し（内死亡八名）、製剤がその有力な感染源と考えられることです。特に濃縮製剤は一回の輸注で二五〇〇人以上の血液と接触する機会をもつことから、その安全性に深い危惧がもたれています。これらは米国における出来事ですが、日本の患者が用いている圧倒的多数の製剤が、米国からの直輸入或いは輸入血漿を原料とするものである以上無関心であってはならないと思います。

私達は本年自己注射が実現し、患者の治療と社会参加が拡大した今、患者が安心して治療に専念し、治療の後退を許さない為にも、製剤からＡＩＤＳの感染を排除することが緊急に求められているという見地から要望書を提案するものです。

2　米国における血友病とＡＩＤＳをめぐる対応

製剤を原因とすると思われるＡＩＤＳ患者の発生をみた米国では、製剤の安全性をめぐる対応は早い。

一九八二年七月には米食品医療局（ＦＤＡ）や米血友病財団（ＮＨＦ）は合同会議を開き、製剤の安全性に関する検討をすすめることを決め、一九八三年一月にはＮＨＦより医師・製剤業者等への勧告が出され、これを受けて三月にはＦＤＡより製剤業者への安全性に関する基準が示された。

また特望すべき事として、一九八三年二月には熱処理製剤（60℃十時間加熱）を使用しており、また感染の恐れのあるオートプレックスの回収措置がとられたとの記事もあります。また治療面でも感染の虞れが少ないとしてクリオプレシピテートの使用が勧告されています。（なお、ＮＨＦは一九八三年五月患者に対して、製剤の安全性に関する措置がとられたので、主治医の指示どおり治療を継続するようにとの指示を出しています）

3　日本における問題点と対応

日本におけるＡＩＤＳと血友病の問題点に関しては米国と同様に考えられるべきです。なぜならば、私達患者が使用している製剤は圧倒的多数が輸入製剤或いは輸入血漿の加工製剤だからです。ところが日本での製剤の安全性に関する措置は皆無です（厚生省はＡＩＤＳ対策班を発足させました）。厚生省から製剤業者に対する指示は何らなされてないとの事です。これは米国と異なり患者からの要請がなされていないことも一因かも知れません。

特に配慮すべき事として、米国では熱処理製剤が使用され、また一部の製剤は回収されたりなど感染防止の措置がとられているにも拘らず、日本国内では、ＦＤＡの安全性に関する規制勧告前に採取された血漿（採血業者の自主規制はあったにしても）を原料とする製剤を現在もなお使用している事です。

従って、製剤からのＡＩＤＳ感染の危険を最大限排除する為の措置として、問題はあるにしても国内血漿を原料とする製剤に転換する（日薬では月量七五〇〇〇単位の製剤を生産し、増産することも可能との事である）、或いは加熱処理製剤を使用する（輸入は即可能とトラベノール社は表明している）などの措置をとること、当面国内血漿を原料とする製剤を安定的に供給するため、日赤の献血血液の原料を供給する（国内での製造能力はある）などの措置をとることが考えられていいと思われます。

この提案理由には、当時科学雑誌などで明らかになった資料も添付されていた。資料１から資料４がそれである。

資料1　Medical Tribune　1983.3.10
第Ⅷ因子によって罹患する

ＡＩＤＳは、血液中に凝固因子を欠く血友病患者で第二位の死亡原因となっている。米国の血友病患者一万五〇〇〇例のうち総計七〇例が一九八二年に死亡したが、そのうち八例の死因はＡＩＤＳだったという。

血友病（血友病Ａ）患者は、凝血を助ける第Ⅷ因子と呼ばれる血液濃縮物によってこの疾患に罹患すると、ＣＤＣの研究者らは推測している。

ＡＩＤＳの原因はまだ不明だが、血液か体液によって伝播される物質、おそらくはウイルスらしいことを示す証拠が多数ある。小児と血友病患者にＡＩＤＳ症例が認められたことはこの仮説を強く裏づけている、とＣＤＣのＡＩＤＳ特別研究班長James Curran 博士は述べている。

博士によると、ＡＩＤＳはつかまえどころがなく、しばしば原因物質にさらされてから発病までに一年以上もかかるために診断が難しい疾患だ、という。ＡＩＤＳを勧告する主な徴候は、持続性の咳と発熱、リンパ腺の腫脹、下痢、体重減少、全身性の免疫欠如、肺炎である。

ＣＤＣは近く、輸血用製品を使用する際のガイドラインを答申する予定であり、ＣＤＣの上部機関である厚生省は、その答申に基づいた措置をとることになろう。

資料2 「科学」一九八三年三月号より

また、最近になって、子どもにも患者が出始めていること（現在二二名、うち一〇名は死亡）、血友病患者にＡＩＤＳが多発していること（昨年後半だけで八名が死亡）がわかり、関心を集めている。

子どもの場合には親子ともに患者である例が少なくないので、家族内感染がまず考えられるが、生後二〜五カ月で発病した者四名は母体内で感染した可能性もある。

一方、血友病患者の場合は血液凝固因子の注射をくりかえすのがふつうなので、血液を介しての感染にちがいない。

資料3 THE LANCET 1983.4より
Ⅷ因子製剤と免疫異常

ワシントンＤ・Ｃで濃縮Ⅷ因子製剤による治療を受けた若い血友病患者にＴリンパ球の部分集団（サブセット）の比率に異常があることが最近Lancetで報告されている。似たような観察がオハイオやウィスコンシンの他の血友病患者にも今年の初めに報告されている。最近アイオアからも同様の観察が述べられている。一九八三年三月三日までに血友病のＡＩＤＳ十一例がいた。これらの観察はＡＩＤＳが、血液製剤中に含まれうる多分ウイルスの様な伝染性の作因によって引き起こされているという仮説と一致する。The Centers for Diseases Control に報告され、これらは全て濃縮Ⅷ因子製剤の輸注を受けて

資料４　日経メディカル　一九八三年六月号より

しかし、全国のＡＩＤＳの危険のあるＡ型血友病の二万人の患者については別の方法があるかもしれない。ワシントンで行われた米国血液学会におけるミルウォーキー州ウィスコンシン東南部血液センター医学部長メニトブ氏（Dr.J.E.Menitove）の報告で、市販の濃縮第Ⅷ因子の代わりに血液凍結沈殿物治療をした方が危険が少なかったかもしれないことが示唆された。両方のグループから無作為に抽出した二二人の血友病患者で血液凍結沈殿物処置を受けた患者にはＴ補助細胞対抑制細胞比の異常は一人もみられなかった。

第Ⅷ因子処置を受けた患者では年齢や病気の重さには無関係に八人が異常を示した。二人はまた全身性リンパ腺症であった。

要望書の原案と提案理由は拡大理事会で満場一致で採択された。ところが、「全国へモフィ

リア友の会」会長の北村千之進が、その夜の懇談の席で、「こんなもの製薬会社と安部先生に相談しなければ出せない」とゴネた。それで、厚生省になかなか提出してくれなかった。「東京ヘモフィリア友の会」の人たちがしつこく要求したので、一カ月以上も遅れて、九月二十二日にやっと提出したのだが、北村はその前に安部に会って、要望書を見てもらっている。そのことは「全国ヘモフィリア友の会」の会報『全友』二二号（一九八五年八月発行）の一九八三年度事業報告に北村の活動として、「八月二五日上京、帝京大安部教授を訪問、厚生省に提出の書類にお目通しを願って、訂正を受け、約三〇分で先生の許を辞去す」とあることからわかった。そして、実際に厚生省に提出された要望書が次に示すもので、たったのこれだけなのだ。提案理由も資料もない。

要望書

厚生大臣　林　義郎　殿

抗血友病血液製剤の使用によるＡＩＤＳ感染の危険性を排除するなどのために必要な具体的措置を要請する件

全国ヘモフィリア友の会会長　北村　千之進

名古屋市守山区大字守山字町北一四二番地つよみせいビル一

F

要請事項

1　血液製剤の使用によるＡＩＤＳ感染の危険性を排除するため、製剤及び原料血漿の安全性に関する明確な基準を設けること。

2　製剤の安全性を確保する当面の施策として、ＦＤＡ（アメリカ合衆国食品医療局）の勧告（一九八三・三）以前に製造された製剤を回収し、勧告実施以後の製剤へ転換するなど、具体的措置を速やかに実施すること。

3．国内血液を原料とする血液製剤を増産し、またその安定的供給をはかるため、日本赤十字社の献血血液を国内製剤の原料として供給するなど、製剤の国産化を促進するための諸施策を実施すること。

4．加熱処理型製剤の早期使用を実現するため、認可などにつき特別の措置を検討すること。

5．血友病の治療は過去十年間に長足の進歩を遂げたが、この治療を後退させることなく、私共血友病患者の治療に必要なだけの血液製剤を確保供給されたいこと。

要請の趣旨

私たち、血友病患者の団体は、血友病患者の治療が血液製剤の使用により近年著しく前進し、自己注射の実施により患者が一段と社会活動の範囲を広めつつあることを喜ぶものです。

私がまず思ったのは厚生省に提出された要望書を読んだ郡司の発言だ。彼は「血友病患者も治療の進歩を後退させることなく、必要な量の非加熱濃縮製剤を確保してほしいと考えていると思った」といっている。それは要望事項の五番目を読んでのことと思うのだが、要望書案にはこの項目はない。これが追加されていること、一つはそれが問題だ。これは安部が追加したのであろうが、このことにより、血友病患者団体も非加熱濃縮製剤での治療を強く望んでいるという印象は、郡司だけでなく誰にでも与えることになる。それが安部の魂胆なのだ。

それと提案理由と資料が要望書に添付されているのといないのとでは、厚生省の血友病患者団体に対する認識がかなりちがってくると思う。特に、提案理由の第三番目、日本における問題点と対応のところで、我が国でも米国と同様の対応を取るべきであるのに、ＦＤＡの勧告前に採取された血漿を原料とした製剤が使用されていることを患者が知っており、そのことを問題視している。さらには、国内血漿を原料とする製剤への転換の可能性や加熱濃縮製剤の緊急輸入の可能性についても、実際に日薬やトラベノール社に行って調べているという事実もわかる。つまり当時、血友病患者がこれほどまでにエイズに恐れおののいていたことが実感できるからだ。

クリオの使用が勧告されているというところも注目しなくてはいけない。というのは、安部は、血液製剤小委員会の委員に対しても、クリオの使用をまったく認めていない。安部が目を通せば、この資料は即カットだ。だから厚生省に実際に提出された要望書とその案では、まったく印象がちがう。

安部はクリオの使用を阻止するために、血液製剤小委員会と患者団体の両方に手を回したということだ。

提案理由に添付された資料からは、エイズが血友病患者での死因の第二位になっており、子どもや乳児にも発症し、母体内での感染も考えられていること、また非加熱濃縮製剤で治療を受けた血友病患者は、T細胞の比率に異常が認められるが、クリオでの治療では、そのような異常は認められなかったことから、患者は非加熱濃縮製剤がより危険であることを認識していることがわかる。

この全国会拡大理事会で安部は講演していて、エイズについても話している。この講演の中で安部はエイズウイルスが非常に弱いといっている。体内に入るとすぐに殺されてしまう。だからエイズを発病するのは感染した人三〇〇〇人に一人くらいと話している。だが、当時、そのようなことは何もわかっていなかった。もっと問題なのは発病を防ぐ方法がだいたいわかっていると言っていること。血友病患者会の多数の理事を前にして、あまりにも安易で、無責任な発言だと思う。患者を安心させたいと思う気持はわからなくはないが、何の根拠もなく、そのようなことをいうのは、相手がしろうとだから、かえって許容の限度を超えている。

リスクを正確に評価して、正しく対処するという点からも、私は安部はまちがっていると思う。エイズ患者が急増する傾向にあった一九八二年末、数百人のエイズ患者の中に血友病患者が三人いたとき、郡司がアメリカの血友病患者の全人口に対する割合からすれば高率と考えたのとはリスクの認識レベルが根本的にちがっている。

この講演での話から、安部はエイズの潜伏期が四～五年、あるいは十年くらいということもわかっていた。わが国では一九七八年八月に非加熱濃縮第Ⅷ因子製剤の製造と販売が承認された。だから、このときにはまだ五年しか経っていない。それに自己注射療法に保険が適用されたのは一九八三年二月だ。非加熱濃縮製剤の使用はそれから急増する。血友病患者がエイズを発症するのは、これからと考えて、しっかりとした対策を考えるべきだった。

安部は、またエイズ対策として結局はできるだけ運動をして、そしておいしいものを、タンパクでも何でもいいから充分に食べること、つまり食事と運動が大切と話している。しかし、そのようなことは、一般的な健康増進だ。患者は致命率の高いエイズのことを心配しているのだ。この講演では、安部がエイズのリスクを過小評価していることもわかる。安部は血友病患者がアメリカからの非加熱濃縮製剤の輸入を止めようと考えるのは思い過ごしと言っている。

しかし、アメリカから輸入しないで、国内の献血で非加熱濃縮製剤を作る方策については、厚生省はかなり具体的に検討していた。

厚生省の省内調査チームが一九九六年に公表したエイズ関係資料いわゆる郡司ファイルによ

ると、それはエイズ研究班の第二回班会議の前、一九八三年七月八日に作成されている。日赤から「某社」に原料を提供して製品の製造依頼を行う場合、薬事行政上可能な方法について具体的に検討していた。それによると、製造委託した製品を日赤ブランドで販売することはできないが、原料を渡して製造してもらい、メーカー名で販売することは可能と判断している。その場合、献血由来であることを表示するか否か、メーカーの同じ製品なのに原料のちがいにより表示が異なることなどが検討事項となっている。この方式は血液製剤によるエイズ感染問題により、凝固因子製剤の国内自給をはかるために、一九八七年からはじまった製造依頼と基本的には同じで先取りでもあった。このときには製造経費は日赤が負担し、献血であることと赤十字マークを表示することになった。

それだけではない。エイズ研究班の第一回班会議の前、六月七日付の内部文書によると、一九八二年に国内で使用された第Ⅷ因子製剤はクリオを含めて全部でおよそ九二一五万単位だった。これを日赤の新鮮凍結血漿でまかなうと、その四四%が必要という試算もしている。しかし結局、非加熱濃縮製剤の輸入禁止という対策は取らなかった。

厚生省は先行き不透明な中、いろいろなことを検討していた。つまり、これらの時期にはまだかなりやる気があった。それが何故、最終的には無為無策になってしまったのであろうか。

さらに、安部はこれから加熱濃縮製剤の治験をやるので、協力してほしいと一九八三年八月中旬の段階で患者に話している。だから遠からず加熱濃縮製剤が認可されるだろうし、またそうしなくてはいけないということをこの段階で安部は認識していた。実際、厚生省はこの年の十一月、製剤メーカーに対して、この治験のための説明会を開いている。

しかし、このときにはまだ、エイズの病原体すら発見されていない。エイズウイルスが発見されて、それが論文として発表されるのは一九八四年四月だし、ウイルスが加熱によって活性を失うというCDCの発表は、その年の十月だ。

アメリカで加熱濃縮第Ⅷ因子製剤が承認されたのは一九八三年三月二十一日だ。二カ月後の五月二十四日、すでに話したように、公衆衛生総局は「肝炎のウイルスのように知られているウイルスに対するのと同様にエイズに関しても、加熱濃縮製剤が血友病患者の防御になることを期待している」という声明を出した。しかし、このときにはこれは単なる希望的観測だった。

加熱濃縮製剤の導入については厚生省内でいろいろな方策を考えていた。しかし、国内にエイズ患者が認められないこと、血友病専門医のあいだで非加熱濃縮製剤の評価が高かったこと、アメリカ由来の原料血漿を用いた製剤の使用禁止などという対策を取る国がなかったことなどから、厚生省内でエイズ研究班発足当初の危機感が次第に薄れたようだ。十一月十日に開かれた加熱濃縮第Ⅷ因子製剤の承認申請についての説明会の冒頭、郡司は「加熱処理第Ⅷ因子製剤についてはエイズの沈静化に伴い、従来の方法に準じる方向で取り扱う」といっている。ということで、この治験では「一施設二〇例以上二施設以上」ということになり、安部が治験統括医師になった。当時、治験統括医は治験の実施計画書の作成、治験に参加する施設や担当医の決定から治験結果のまとめと論文の作成などを行うということで、その影響力はとても大きかった。それで、治験をスムーズに行いたい血液製剤メーカーは治験統括医のいうことには、まあ何でもハイハイといわざるをえなかった。そんなことが背景にあったのだろうが、ここで問題が起きる。

一九八四年の年明け早々、安部が突然、治験統括医を辞任すると言いだした。次の文章は安部が当時のミドリ十字社長松下廉蔵に出した一九八四年一月十七日付の手紙の一部だ。

「昨年十二月十三日に各社の皆様にその計画を御説明申し上げましたところ、一部ではその方針で第一相試験その他をすでに始められたところもありました。ところがこの度厚生省から非公式でありますが、⑴各社のなかには臨床試験のための準備が遅れる会社のある可能性があるので、同時一括申請は無理ではないか。⑵厚生省の手続上では『剤型変更』の取扱いとするので、第一相の試験は必要としないので、計画を改めてはどうか、との御忠告がありました。

私共が立てました原案の意味と理由は十二月十三日に詳しく説明いたしましたので、茲《ここ》では繰返すことを避けますが、この度の各社の御製剤に関しましてもこの方面の予てよりの研究に鑑みまして、各社製品の成分構成およびその類似性を確かめ、臨床使用上の効果と副作用を確かめておくことが必要となるのではないかと考えました次第でございました。しかしこの度の本剤に関する御要請は、厚生省の御許可を受けられることが優先されるもので、私ども医師の立場からの検討に限界のあることを改めて確認いたしました。しかし私共といたしましては、

(1)の点についても十分に考慮した上での立案でありましたし、全国の関係医師の御協力を得ながら、広く患者を集め、できるだけ迅速にできるだけ多くの会社の臨床試験が完了できることを祈ったものでございました。ましてやこれで血友病総合治療研究会の資金を調達することを目的としているなどの誤解を頂くことは心外でございますので、誠に唐突で申しわけなく存じ上げますが、この度の本剤に関する私の計画は撤回させて頂き、この臨床試験の取纏め役は辞退させて頂きたくお願い申し上げます」

医薬品の臨床試験いわゆる治験について簡単に説明しておく。治験は通常、三つのステップで構成されている。すなわち、健常な男性を対象にして安全性を確認する第一相試験、少数の患者に対して効果や使用量をテストする第二相試験、そして最後が多数の患者を対象に医薬品としての有効性を判定する第三相試験だ。また当時、医薬品の製造、輸入承認申請の際に必要な資料として、たとえば、まったく新しい有効成分を含む医薬品の場合には「五施設以上で一五〇例以上の被験者を対象とした治験」が必要だった。剤型追加の場合には「一施設二〇例以上で二施設以上」なのだが、今回の加熱濃縮第Ⅷ因子製剤の治験では「剤型変更」ということで、厚生省は剤型追加の症例数を準用し、第一相試験も不要としていた。ところが安部は第一相試験にこだわった。

安部は血友病患者への投与の前に、加熱濃縮製剤のタンパク変性による急性の副作用だけでなく、B型肝炎への感染のリスクも確認しておきたかったようだ。加熱濃縮製剤というのはもともとはB型肝炎対策として考えられたものだった。だがもし加熱が不十分であれば、B型肝炎に感染してしまう。そのことを健常者で調べようとした。ところが、これはとんでもない考えちがいだ。なぜなら、血液製剤の恩恵を受ける立場にない健常なボランティアを肝炎感染のリスクにさらす。もしそれで感染すれば、それこそ非難ごうごうだし、犯罪にだってなりかねない。それから健常者の場合には血液凝固因子が過多になる危険性もあるから倫理的にも行うべきではない。それに第一相試験をすると全体のスケジュールが遅れる。そんなことで第一相試験の実施に反対する医師もいたのだが、安部は同意しなかった。今回の場合、厚生省もする必要がないといっているし、アメリカではもう認可されている。やる必要はないのだ。

さらに問題なのは「ましてやこれで血友病総合治療研究会の資金を調達する……」というところだ。

ことの発端は一九八三年の暮れ頃、郡司が複数の外資系製剤メーカーから、「安部さんが治験を利用して、財団設立資金のための寄付をメーカーに要求しているが、許しておいていいのか」といわれたことにある。郡司は時期が時期だけにあらぬ誤解を招いてはいけないと考えて、一九八四年一月五日、エイズ研究班血液製剤小委員会のメンバーの風間、藤巻、山田、長尾に集まってもらった。そこで安部が統括医をしている加熱濃縮製剤の治験にお金が絡んでいるというわさがあるが、困ったことなので、忠告してほしいと相談した。その結果、一月十日に山田、藤巻、長尾の三人で安部のところへ行って、郡司の危惧を伝えた。すると、安部は痛くない腹を探られるのは心外といって激怒して、あのような手紙を関係者に出した。手紙に出てくる「血友病総合治療研究会」というのは、当時安部さんが設立を目指していた財団法人「血友病総合治療普及会」のことだ。この財団は一九八六年七月に設立される。

厚生省が加熱濃縮製剤の承認申請に治験が必要と決めたのは一九八三年十月頃だから、治験が関係しているかどうかはわからない。しかし、一九八三年五月にカッター・ジャパンと日本トラベノールがそれぞれ一〇〇〇万円、六月に日本臓器が一〇〇〇万円、そして七月にミドリ十字が一〇〇〇万円と化血研が三〇〇万円、合計四三〇〇万円を財団の設立資金として寄付している。

「血友病総合治療普及会」の事務所のことは大口のビデオにもあった。その事務所があったのは、あるJR駅にほど近いビルの二階だった。だが、ドアにワープロで紙に打たれた小さなネーム・プレートがはってあるだけで、ダンボール箱のようなものが置いてある倉庫のような部屋だと、近所の女の人が話していた。その人は全然人の出入りはないし、電気もつかないとも言っていた。ある日、五、六人の男性が荷物を置いていった。彼らが乗ってきた車にはミドリで十字の印があったということだから、ミドリ十字の車だろう。

たまたまテレビ局が取材しているときに、その部屋から出てきた男性がいた。局のスタッフがその人について歩きながら「財団の方ですか?」と訊いても、何も答えずに黙って歩いていってしまった。名ばかりの実体のない財団としか思えなかったが、どのような仕事をしていたのだろうか。「はばたき福祉事業団」の大平によれば、少なくとも患者がこの財団からメリットを受けたことはなかったということだ。

しかし、安部が血液製剤メーカーから受け取った寄付はこんなものではない。たとえば、あのストックホルムでのWFH総会の渡航費や滞在費として約一二〇〇万円、安部が主宰していた家庭療法委員会の飲食費等として一九八三年十月に約三五〇万円、一九八四年十一月に安部が主催した第四回国際血友病治療シンポの運営資金として約二五〇〇万円、その他一九八二年から一九八四年にかけて血液製剤メーカーから受け取った金は九〇回以上にわたって一六〇〇万円以上ということだ。臨床の教授というのはこのようなものかもしれないし、それがまたいろいろな癒着を生み出す。

安部が起訴された裁判では治験に絡めて金銭を受け取った事実も証拠もないということだった。しかし、これほどの金をもらっていれば、メーカーに不利な言動は絶対にできない。メーカーとしてもそれを期待しているから、金を出している。

まあとにかく、こういうことで、安部は治験統括医から降りてしまった。困惑したメーカーはそれぞれ個別に医師に治験を依頼するが、「安部教授の了承なしに治験はできない」という返事なのだ。このことに関連して、当時、日本トラベノールの社長だった山本邦松は一九九六年六月の衆議院厚生委員会での参考人質疑で、次のように話している。

「それぞれの分野でそれなりにリーダーということで目される先生方、それは非常に権力志向の強い先生、それから逆に非常にどの先生方もリーダーとして好かれて本当にリーダーの資格のあるような先生方、いろいろな先生方がございます。（略）血友病に関しては、八〇年代前半は特に安部先生の御意向というのは、私どもがはかり知れないくらい強かったものが存在していたというふうに思います」

安部は相当に権力志向が強かった。それだけみんないろいろと大変だったのだろう。

しかし、結局、安部の求めに応じてメーカーが「治験と財団の寄付は無関係」という趣旨の書面を提出して、一九八四年二月下旬、安部が統括医に復帰し、治験がはじまる。このドタバタで二カ月が空費される。一番早かったのが日本トラベノールでその年の二月、それから三月にカッター・ジャパンとヘキスト・ジャパン、五月に化血研、最後がミドリ十字で六月だった。こんなふうに治験の開始が最大で四カ月もちがうのに、加熱濃縮製剤の承認はすべてのメーカーが一九八五年七月一日で同じだった。それで、開発の遅れていたミドリ十字を救済しようとして、安部が統括医の立場を利用したのではないかというのが、いわゆる「治験調整疑惑」だ。

このことを最初に報じたのが『毎日新聞』で、一九八八年二月五日だった。その後、ジャーナリストの櫻井よし子もこの疑惑を追及する。これに対して、安部は業務上過失致死罪で逮捕される一カ月前の一九九六年七月、「研究の遅れているメーカーのため、先行メーカーの治験期間を延ばすなどの操作をした事実はなく、記事によって名誉を傷つけられた」などとして、『毎日新聞』や櫻井に対して損害賠償請求訴訟を起こす。しかし、結局はいずれの訴訟も棄却された。

治験での第一相試験については、安部は統括医に復帰したあと、メーカーにそれを求めなくなる。その理由を安部は『毎日新聞』に対する名誉毀損訴訟のために作成した陳述書で、「ヘキスト社と化血研の二社の資料があったので、その結果を検討し、また自分でもよく研究、調査して薬剤の安全性が確認できると判断したから」としている。

一九八四年三月の第五回班会議でエイズ研究班は最終報告書をまとめて、その役目を終える。このとき、班にできていた血液製剤小委員会も同時に解散する。この小委員会の最終報告は中間報告と基本的には同じだった。診断基準小委員会は一九八四年度に新たにできた「輸血後感染症研究班」の中に存続する。また新たに「ＡＩＤＳ調査検討委員会」が設置されて、委員長には順天堂大学の塩川優一が選ばれる。この塩川の委員会で、日本人第一号のエイズ患者が認定され、一九八五年三月二十二日に公表されるのだが、私としてはかなり問題のある患者だと思う。そのことについてはまたあとで触れる。


一九八四年九月二十九日付の『ランセット』に載ったカリフォルニア大サンフランシスコ校ガン研のレビィたちの研究だ。マウスのレトロウイルスをクリオに混ぜて、非加熱濃縮製剤を作ったが、ウイルスは生きていた。それで、非加熱濃縮製剤にウイルスを混ぜて六八度で一時間から四日間加熱した。すると、一時間で九七％のウイルスが不活化され、十二時間で九八％、一日で九九・九%、二日間と三日間で九九・九九%そして四日間では完全に失活した。つまり、エイズウイルスのようなレトロウイルスも、B型肝炎ウイルスと同様、六八度の加熱で、不活化されることがわかった。ということで、加熱濃縮製剤が血友病患者のエイズ感染を防ぐ可能性のあることがわかった。

しかし、これはネズミのレトロウイルスで、エイズウイルスではないから、エイズの予防にどれほど有効かは正確にはわからなかった。だから、一九八四年十月十三日にNHF医学諮問委員会が発表した血友病治療の改訂版勧告では、新生児と四歳以下の子ども、バージン・ケースについてはこれまでどおりクリオの使用だった。だが、これら以外の大部分の血友病患者については加熱処理のエイズ予防効果は不明であっても、加熱濃縮製剤への変更を強く考えるべきであるとしている。

加熱処理の効果がわかって、CDCはカッター社の協力で、実際にエイズウイルスで実験する。すると、一〇万タイター(カ価・ウイルスの量)のウイルスが六八度、二十四時間の加熱で完全に失活し、加熱処理はエイズウイルスにも有効ということがわかった。それでCDCは一九八四年十月二十六日付の『MMWR』で、加熱処理はエイズウイルスの伝播を抑制する可能性が高いので、非加熱濃縮製剤の使用は制限すべしとして、加熱濃縮製剤の有効性を認めた。

この『MMWR』を受けて、NHFの医学諮問委員会は十一月五日にも勧告を出した。内容は十月十三日のものとまったく同じだったが、アメリカで使用できる加熱濃縮製剤メーカー五社の名前が記載されていた。日本で加熱濃縮製剤の治験が進行しているときに、アメリカでは加熱濃縮製剤の有効性が実証されていたのだ。

加熱濃縮製剤はもともとはB型肝炎対策だったが、エイズ対策としても有効ということがわかった。現在進行中の治験が終われば、遠からず血友病の治療に加熱濃縮製剤が使用できるようになる。血友病患者にも、やっと出口が見えてきたという思いだっただろう。

第八章　抗体陽性の意味

一九八四年の四月、フランス、パスツール研究所のモンタニエとアメリカの国立衛生研究所（NIH）のギャロがエイズウイルスを発見し、また、ギャロはウイルス抗体の検査法も開発した。当然、このことは全国紙でも大きく報道された。大口のビデオによると、この発見について、当時厚生省生物製剤課長だった郡司篤晃は一九九六年七月、衆議院厚生委員会で行われたエイズ問題に関する証人喚問で次のように話している。

「一九八四年の四月、ギャロがエイズの原因がHTLV（ヒトT細胞白血病ウイルス）のⅢ型であるということを同定した。この事実は大変大きなことでございます。そしてさらに重要なことは、それに伴ってHTLV-Ⅲ型の特異的な検査法というものが発表されたということ、これはさらに重要でございます。なぜならば、それによって確定診断ができ、さらに、確定診断ができることによって感染の範囲とかあるいは発症率とか、そういうものを調べる可能性ができてきたからでございます。したがって、私はこの発表は大変衝撃を持ってといいますか、すばらしく早くやったものだなというような意味での印象を持って、重要な発表として受け止めたのであります」

郡司にもこの発見は相当のインパクトだったのだ。最初のエイズ患者が報告されてから三年弱で、病原体が発見され、さらにエイズウイルス抗体検査までできるようになった。奇病といわれただけに、病因解明のスピードは予想よりもかなり速かったといえるかもしれない。

一九八四年四月二十四日の『読売新聞』によると、このときのアメリカ政府の発表は厚生長官のヘクラーとギャロの記者会見だった。そこで、ヘクラーは一九八七年までにエイズワクチンが開発される可能性が高い、と言明している。しかしこれは、エイズウイルスのことが十分に解明されていないとはいえ、勝利の美酒に酔った勇み足だった。エイズウイルスは従来のウイルスとちがって、変り身がとても早く、予防ワクチンは今でも作られていない。それはそれとして、この政府発表からおよそ一カ月後の五月末、在日アメリカ大使館の科学技術担当者から郡司に書簡が届く。そこにはギャロがＨＴＬＶ‐Ⅲを分離し、その論文を『サイエンス』に発表したことやＨＴＬＶ‐Ⅲに対する抗体検査ができるようになったことなどが書かれていた。検査試薬が承認されて、輸入されるまでにはまだかなりの時間がかかるだろうから、研究者ベースで検査を依頼してはどうかという意味で、郡司はその書簡のコピーを安部らに送った。

安部は六月十八日ころ、ギャロに血友病患者のＨＴＬＶ‐Ⅲ抗体検査依頼の手紙を出す。そして、七月九日にギャロの研究グループの一人からオーケーの手紙をもらう。それで八月八日に帝京大病院の血友病患者四八人の検体をギャロのところへ送った。そして四八人中二三人が抗体陽性、つまり陽性率四八％という検査結果が九月中旬に届く。

エイズ研究班で疑似症例とされた帝京大第一症例も抗体陽性だった。そして、それだけではなくて、帝京大第二症例も抗体陽性だった。だから、当時、帝京大では大変なことが起こっていたのだが、当事者はどのくらいそのことを認識していたのだろうか。

第二症例というのは一九八四年十一月二十七日、肺アスペルギルス症で六十二歳で死亡した血友病A患者だ。細胞性免疫がとても低下していて、エイズと考えられていた。この患者の場合はステロイドが投与されていなかったので、第一症例よりもエイズと診断される可能性が高かった。その患者も抗体陽性だったということは、抗体陽性者二三人の中に二人のエイズ患者がいたということだ。この事実は抗体が病原体の働きを失わせる中和抗体ではなくて、病原体の存在を示す感染抗体ということを示している。私のいう大変なことというのはこのことだ。

安部の裁判ではずっとエイズウイルス抗体陽性の意味が大きな争点の一つだった。第一症例も第二症例も正式にはエイズと認定されなかったが、安部たちは自分らの検査データから、一九八四年三月の時点でそう診断していたと思われる。そして二人とも抗体陽性だった。中和抗体であれば発病を予防するから、事実と矛盾する。この抗体は感染抗体でしかありえない。自分の患者の検査結果がそのことを明確に示している。にもかかわらず、抗体陽性の意味は不明だったという。医学的に明確に証明されるまで毒を投与されつづけられたら、いくら命があっても足りない。そこはもう人間の良心の問題だ。

そのことはこのあともずっと議論がつづく。しかし、一九八四年にはエイズウイルス抗体は中和抗体ではなくて、感染抗体ということを示す研究論文が次々と発表される。たとえば、一九八四年五月四日号の『サイエンス』に発表した論文でギャロたちはエイズ患者と健常者の比較研究をしている。それによると、エイズウイルスの陽性率はエイズ患者が三五％、プレエイズ患者が八五％だったのに対して、健常者は〇％だった。抗体陽性率はエイズ患者が八八％、プレエイズ患者が七九%であったのに、健常者や他の病気の患者では一%以下だった。しかも、厳密な検査をするとエイズ患者でもプレエイズ患者でも抗体は一〇〇%検出されるのに、健常者ではまったく検出されなかった。もし、この抗体が中和抗体であるなら、健常者でもエイズ患者たちと同レベルの陽性率であっても何らおかしくない。この研究結果は抗体が中和抗体ではなくて、感染抗体であることを明確に示している。

また、一九八四年七月七日号の『ランセット』にはモンタニエたちが血友病患者の抗体陽性率が六四%という高率であることを報告している。ここで彼らは「抗体を有していることでエイズのリスクが高まるかどうかは明らかではないけれども、大部分のエイズ患者が抗体陽性であるので、この抗体が感染防御作用を持っていない、つまり中和抗体でないことは明瞭」としている。さらに彼らは「血友病患者の治療にあたる医師は非加熱濃縮製剤を未使用の血友病患者、つまりバージン・ケースには代替製剤の使用を考慮すべし」とし、「非加熱濃縮製剤はエイズウイルスに汚染されていると考えるべきだ」ともしている。この論文は血友病患者の抗体陽性の意味を理解するのにもっとも重要であり、しかも非加熱濃縮製剤の危険性を明確に警告している。にもかかわらず、安部の判決文ではまったく触れられていない。

ウイルスとの共存を示す感染抗体のことはB型肝炎ウイルスで、一九七四年にはもう知られていた。この抗体は単なる健康キャリアだけでなく、肝硬変や肝がんになってもウイルスと共存する抗体で、ウイルスの存在を示す抗体だった。血友病患者の多くはB型肝炎ウイルスに感染していたのだから、専門医がそのことを知らないはずはない。エイズウイルスの抗体についても、それとの類似性を考えれば、容易に理解できたはずだ。裁判官がいうように、抗体陽性の意味が正確に理解されるまで、その対策ができないのであれば、ロンドンでのコレラの流行は防げないことになる。

一九世紀の半ば、ロンドンでコレラが流行して、たくさんの人が死亡した。そのとき、ジョン・スノウが水道の供給会社のちがいによって死亡率がまったく異なることを疫学調査で突き止めた。それで、死亡率の高い水道会社の給水をストップして、コレラの蔓延を防いだのだが、それはコレラ菌が発見される三十年も前のことだった。コレラ菌の病原性が正確に解明されるのを待っていたら、世界中で何百万人もの人がコレラで死んでいる。明確に解明されるまで待つのではなくて、その時点までに得られたさまざまな情報から、最善の方策を考え、リスクをできるかぎり回避することがもっとも重要だ。裁判官にはこの姿勢が欠如しているとしか思えない。それと、あの判決文を読んで思ったのは、安部に都合のいい証言は積極的に採用し、そうでないのはできるだけ認めようとしない。そういう印象が強かった。

そのことと関連すると思われることが、第四回国際血友病治療シンポでのやり取りについての裁判官の判断にも見て取れる。この一連のシンポジウムは安部が主催し、一九七九年以来、血液製剤メーカーの後援で開かれている。第四回は東京、目黒区の駒場エミナースで、一九八四年十一月八日と九日に開催された。このシンポジウムのプロシーディングからの引用で、そのことについて考えてみる。最初はアメリカCDCの研究者で血友病とエイズについて多数の論文を発表していたブルース・エバットの発言からだ。

「血友病患者のエイズ発症者報告数は数としては少ないが、一万二〇〇〇人ないし一万七〇〇〇人とされている米国血友病患者において、年間二五〇人に一人がエイズを発症していることになる。エイズが突発する以前において、カリニ肺炎の年間発症率は人口一〇〇万人あたり〇・三例と見積もられていた。したがって、血友病患者がエイズを発症する率は一九七八年以前の全人口に対する発症率の一万三〇〇〇倍に増加したことになる」、「非加熱濃縮凝固因子製剤を含む血友病患者に対する治療法の進歩は血友病患者の死亡率を劇的に低下させたが、一方で血友病患者における死亡原因として、今やエイズはガンや心臓疾患と同様に重要なレベルに達していることが示唆される」

私はこれを読んで、前者の部分は、郡司がエイズ研究班を組織する頃に、血友病患者のエイズ発症者は少ないが、血友病患者の全米人口に対する比率からするとかなり多いと考えたのと同じことだと思った。そしていまさらながら、大変なことが起こっていたのだと実感した。後者の部分では、治療の進歩のメリットとデメリットを比較衡量することのむずかしさを考えさせられた。

「非加熱凝固第Ⅷ因子濃縮製剤の投与を受けている患者の多くがエイズウイルスにさらされていると思われるが、臨床的に明らかにエイズを発症している患者の割合が極めて低いことから、この病原に対する抗体陽性の意味はいまだ明らかではない」

この発言は判決文の中で、「男性同性愛者の抗体陽性者がエイズの危険が高いからといって血友病患者でもそのまま該当するかどうか不明」といっているのと共通するところがあると思った。アメリカでも血友病患者では抗体陽性者が多いわりにはエイズ患者が少ないのであれば、判決文の中の「人種が異なるから日本人には当てはまるかどうか不明」というのはおかしいことになる。それにエバットはこのシンポジウムで、エイズウイルスの潜伏期として、「最終的な分析をすれば潜伏期はさらに長くなる可能性があり、多分四ないし五年間であろう」と言っている。これは血友病患者への講演で安部が話したのと同じだ。わが国で非加熱濃縮製剤の使用が急速に増加しはじめるのが自己注射療法に保険が適用された一九八三年二月とすれば、一九八四年の時点で、抗体陽性の大半の血友病患者はまだ潜伏期間中ということになる。エイズを発症していなくても何の不思議もない。

抗体が陽性に転換する抗体陽転の時期が判明すれば、ある程度リーズナブルな発症率が計算できるだろうが、抗体陽性率だけでは発症率の高低は議論できない。エイズのように潜伏期が長い場合にはとくにそうだ。そういうことが十分に考慮されていないあの判決文にはかなりの違和感を覚える。

「発表後の質疑応答において『ドイツにおいては一九八三年までエイズ症例がなかったこと、およびイタリアにおいては今現在もエイズ症例がないことについて、あなたはどのような説明をされますか』との質問に対し、エバットは『そのちがいは暫定的なものにすぎず、当該国の血友病患者がウイルスにさらされた時期および曝露率に起因するものと、私は考えています。たとえば、現在、イタリアにおけるエイズウイルスに対する抗体陽性率は三五ないし六〇％にすぎません。この数字は一ないし二年前の米国におけるデータと同じであり、その当時、米国全土で二ないし三症例しかエイズ発症例が報告されていませんでした。この病気を防止するための何らかの方策が採られないかぎり、それらの国においても集団における抗体陽転に引き続いて、相当の潜伏期間経過後には、エイズ症例が発見されるものと、私は予測します』と答えた」

一九八四年の時点でイタリアでもまだエイズ患者は出ていなかった。日本では二症例あったが、認定されていないから、イタリアと同じだ。

エバットは発表の中で、「世界的に見て、血友病患者における、エイズウイルスに対する抗体陽転は一九八一年から一九八四年の間に発生しており、現在、非加熱濃縮製剤を使用している大部分の血友病患者はこのウイルスにさらされつづけている」、「ヨーロッパの血友病患者における抗体陽転率は米国の血友病患者の抗体陽転率よりも進展が遅いが、事態は同様の発生順をたどっている」、「ヨーロッパにおけるエイズの流行は、米国に比べて約一年間遅れているように思われ、ヨーロッパの血友病患者については、様々な地域によって異なった免疫状態が見られ、また、エイズウイルスに対する抗体陽性率も異なる。こうした地域的な差異は米国においてもエイズ流行の初期には見られたことであるが、時が経つにつれ、米国の血友病患者群は類似の免疫状態を示すようになった」などと指摘している。

だから彼はヨーロッパや日本での血友病患者におけるエイズ発症の増加を完全に予見していた。このときエバットの発表を聞いた血友病専門医は血友病患者が非加熱濃縮製剤によりエイズウイルスにさらされつづけていることを十分に認識する必要があった。そうでなければ、このシンポジウムに出席して、最新の情報を知る意味がない。

過去から現在そして将来のことについて、一つのテーマでまとまった話が聞けるのも、こういう国際シンポのメリットだ。それにこのシンポジウムは安部が主催している。だったら、安部こそ少なくとも、この時点で非加熱濃縮製剤の危険性を認識し、そのことを血友病患者や専門医に知らせるべきだった。なのに、裁判官にはそういう認識がまったく認められない。

次もエバットの発表後の質疑応答の部分だ。

「『患者の血清がエイズウイルス抗体陽性であることは、その結果としてエイズが起こるのでしょうか。それとも抗体陽性はエイズに対する防御にもなりえるのでしょうか』と問われたのに対して、エバットは、『大変よい質問です。私が答えを知っておればよいのですが、その質問に対して我々が有している唯一の証拠は次のとおりです。我々は数多くの患者が抗体陽性であり、それらの患者の多くからウイルスを分離培養できることを知っています。このことは他のウイルス感染症と比較した場合、やや異例のことです。したがって、抗体とウイルス血症が共存しえるのです。（略）カリフォルニア州の男性同性愛者の集団に関する研究により、これらの患者のうち、相当の割合の者がエイズを発症したという証拠が得られました。一九七八年に抗体陽転した一六名の患者のうち、四名がその後エイズを発症しました。六年間におけるエイズ発症率は二五％でした。また、これに加えて四ないし五名がリンパ節腫脹症を呈しており、これは明らかにエイズの発症を示唆する基礎症候を有していることを示しています』などと答えた」

前半の部分はすでに話したギャロやモンタニエの研究結果と同じように、エイズウイルスの抗体が中和抗体ではなくて、感染抗体ということを示している。そして後半の部分で、その実例を挙げている。ここでのポイントは抗体陽転の時期がわかっている男性同性愛者を追跡調査して、六年間で四名がエイズを発症し、さらに四名から五名がプレエイズ状態だったということである。つまり、六年間でのエイズ発症率は二五％で、プレエイズまで含めると五〇％以上になるということだ。それでも判決では「抗体陽性者がエイズにかかる率は高いものとは評価できない」としている。というのは当時、アメリカでは血友病患者の抗体陽性者からのエイズ発症率は一％程度だった。男性同性愛者のように五％から二〇％の発症率と比べると、かなり低かった。では、一％が低いのかといわれると、発症した時の致命率を考慮すれば、低いとは思わない。十分に高いと考える。

しかし、発症率にそれだけのちがいがあれば、裁判官のように考えられても仕方がないのかもしれない。だが最終的には発症率にちがいはなかった。その原因はウイルスのもともとの感染量が男性同性愛者よりも血友病患者のほうがかなり少なかったからではないだろうか。というのは、一時期エイズの原因ウイルスではないかと考えられていた成人T細胞白血病ウイルス（ATLV）は血漿を凍らせると死滅して、感染しないことがわかっていた。非加熱濃縮製剤も一度凍らせて保存していた血漿を大量にプールして製剤化される。また、その上に乾燥処理もされる。それで、生きたウイルスもいるかもしれないが、死んだウイルスやウイルスの断片が抗体のもとになっていた可能性がある。それと、凝固製剤の原料である血漿にはウイルスが多く含まれている可能性の高いリンパ球がない。だから、その分、血友病患者の場合は感染したウイルス量が少なかったということも考えられる。そういうことで、潜伏期も血友病患者のほうが長くなってしまった、ということだ。

この裁判の場合、それだけではなくて、それぞれの証言者の証言にも見落せないものがある。たとえば、安部が責任者だった帝京大病院第一内科血液研究室には当時、安部の後任教授となった木下忠俊、免疫学が専門の松田重三、血液製剤小委員会委員長の風間睦美や木下ゼミの大学院生だった柳富子らがいた。これらの人々は帝京大医学部臨床研究棟3Cと呼ばれる一つの大きな研究室で研究しており、雑談や情報交換などをよくしていたという。だから、血友病の治療やエイズについても同じような知識や認識を共有していたと考えてもおかしくない。ところが、彼らの証言では、それがまったくちがうのだ。

木下の証言では、ギャロの論文を読む前からRNAウイルスであるレトロウイルスはウイルスDNAをプロウイルス（宿主染色体に組み込まれたウイルスDNA）の形で宿主細胞の染色体DNAに組み込まれるので、そこまで抗体が到達できないし、RNAからDNAに遺伝情報を伝えるときに読みまちがいを起こしやすいことを知っていた。だから、ウイルスは変異しやすくて、抗体がウイルスを殺すとしても、変異したウイルスは殺せない。したがって、いったん感染すると免疫の働きで宿主細胞の中のウイルスは排除できない。だから、抗体が検出されるということは、ウイルスも同時にいるということだといっている。これはつまり、エイズウイルスがレトロウイルスと判明した時点で、抗体陽性はウイルスキャリア（持続感染）であることが木下にはわかっていたということだ。だからギャロの論文とその解説記事を読んで、エイズウイルスが体内に存在しているので、将来はエイズの発症率が高くなるのではないかと思った。

「第四回国際血友病治療シンポ」でのエバットの発表を聞いて、疫学的にもやはり今後、血友病患者でエイズの発症が増えていくだろうことは当然予想されたといっている。さらに一九八五年一月十一日号の『サイエンス』に載ったギャロの論文を読んで、エイズウイルスがレンチウイルスに分類されることを知った。その論文の引用文献から、レンチウイルスは細胞傷害性で、感染すると非常に長い潜伏期のあと、徐々に病変が進行し、やがては生体が衰弱する発症率の高いウイルスであることもわかったといっている。木下教授は一九八五年一月の時点で、わが国の血友病患者の運命を完全に予測できていた。ところが裁判官はこの証言を認めない。

その理由を、判決理由の表現にできるだけ忠実に説明すると次のようになる。木下も安部グループの一員として、刑事責任を問われかねない立場にあった。だから、その責任追及をやわらげるために検察官に迎合し、その誘導に沿って安易に供述したのではないか、という疑いが払拭できないからである。それからそのように記載したあとに、判決文には次の文章がつづく。

「ちなみに、本件訴訟における証言に当たって、木下医師は、検察官の主尋問に際しては、検察官があらかじめ作成した質問事項と木下医師の答えがワープロで記載されているB４判で三〇ないし四〇枚程度のメモに基づき、実際に検察官が質問して木下医師がそれに答えるという形式で、一期日毎に六、七時間の打ち合わせを四、五回ずつ行っていたし、弁護人の反対尋問期日の間にも、検察官と三、四時間の打ち合わせを二、三回ずつ行っていたという。このような周到な準備は、木下医師の十数年前の曖昧な記憶を客観的資料や正確な情報に基づき正しく復元させるということもあり得るであろうが、その際に示された資料や情報が一部のものに偏っていた場合などには、木下医師の記憶を一定の方向に潤色させるということもまた、ありそうなことである。そして、木下医師の供述内容や他の証拠関係と対比すると、本件においては、むしろ後者の事態が生じた可能性が高いと考えざるを得ない」

この裁判官は安部の味方なのかと思いたくなる。安部の弁護士が無罪請負人といわれている弘中惇一郎だから、証言には手が抜けない。時間をかけて、慎重にしているだけのことではないのか。それに証言台には資料やデータなどは一切何も持ち込めない。それですべてを正確に暗記しなくてはいけないということもある。

次は松田（帝京大医学部講師）の場合。一九八三年二月頃、帝京大の集団会で、癌研究所のウイルス学者吉田光昭の講義を聞いて、レトロウイルスはRNAウイルスの一種で、逆転写酵素（RNAからDNAを合成する酵素）を持っていること、遺伝情報を逆転写酵素によってDNAに変換し、これを宿主細胞のDNAに組み込んで感染させる性質があることを知った。また、この講義やウイルス学の本から、いったんレトロウイルスに感染すると、免疫応答によって排除されず、抗体は一般のウイルスの場合の中和抗体ではなく、感染抗体であり、一生涯ウイルスキャリアになるという知識を得た。このことに関連して、吉田が「プロウイルスの状態になると免疫応答で排除できないから持続感染する。抗体陽性というのはウイルスキャリアである」と話したことを覚えていた。プロウイルスというのは逆転写酵素によってRNAがDNAとなったもののことで、これが宿主細胞のDNAにインテグレート（組み込む）して、感染成立ということになる。松田は安部と木下からギャロの論文を教えられて、読んで、エイズウイルスがレトロウイルスだと知った。

だから、アメリカ血友病財団医学諮問委員会が一九八四年十月十三日に発表した「血友病治療に対する勧告」で「我々はエイズウイルスの抗体検査において抗体陽性となっている血友病患者がエイズを発症しえる生きたウイルスにさらされているのか、またはエイズに対する有効な免疫が成立しているのかはわからない」という記述は当時から誤っていると考えていた。木下も松田も一九八四年四月か五月には将来、血友病患者にエイズが多発する可能性が高いと考えていた。そんなときに、第四回国際血友病治療シンポでエバットの発表を聞いて、エイズ発症率がとても高いことを知って、納得せざるをえなかった。それからレンチウイルスには中和抗体ができないし、仮にできたとしても、ウイルスの外被部分の変異が非常に激しいので、まったく抗体が役に立たない。エイズウイルスも同様だからワクチンの作製が困難であることを、一九八五年一月十一日号の『サイエンス』でギャロの論文を読んで、知った。しかし、この証言も裁判官は認めない。

理由は、松田が一九八五年三月に、帝京大の血友病患者会で「発症の確率はごくわずか」と発言していることを重視しているからだ。この発言の意図が患者の動揺を抑えることだったといっても、そのために、そんなことをいう必要はないとして、一蹴する。エバットが抗体陽性の意味を質問されたとき、その回答の冒頭で「大変よい質問です。私が答えを知っておればよいのですが」といった。これを裁判官は非常に難しい問題で、自分にはその答えがわからないといっていると解釈して、松田の証言を斥けているのだが、これも裁判官の判断がまちがっている。

それはある意味、科学者の謙遜というか、控え目な言い方だ。だからそのあとで、その時点で彼らが知っている情報を紹介した。そういう知見の積み重ねが必要で、まだ研究の途上にあって、完全に全体像が把握できていない。だから、そういう意味で最終的な答えはわからないということをエバットはあのように表現したのだ。ギャロとモンタニエが抗体陽性の意味はわからないと言っているのも、同じ理由からだ。それを裁判官はまったく何もわかっていないというふうに解釈している。裁判官は科学者ではないから、無理といえばそうかもしれないが、あまりにも短絡的だ。

医学でも科学でも、一つの要因である病態や現象が一〇〇％説明できるわけではない。だから、大部分のことはその要因で説明できるが、他にこういうケースも考えられますよ、という表現はよく使われるし、それが医学や科学というものだ。文系の裁判官にはそのことがよくわかってないようで、マイナーな部分が変に増幅されている。この裁判の判決理由にはそのように解釈していると思われる部分が多々ある。

マイナーなことを増幅すれば、非がカムフラージュできることを、医者も科学者も知っている。

次は柳医師だ。柳は帝京大第一症例の最終入院時の主治医だった。一九八三年十二月に開催された「第六回日本血栓止血学会」で第一症例について発表しているが、この頃には柳医師はレトロウイルスがプロウイルスＤＮＡとなって宿主細胞に入り込んで持続感染することは知っていた。ギャロによる抗体検査の結果がわかった頃や第二症例の患者に非加熱濃縮製剤を注射していた当時、エイズウイルスはレトロウイルスだから抗体陽性は持続感染を意味することは理解していたが、発症率は低いと考えていて、研究室の中でもそのようにいわれていたと証言している。

これまでの三人の証言から、彼らはレトロウイルスの場合、抗体陽性は持続感染、つまりウイルスキャリアであることを知っていた。この程度の知識であれば、ウイルスの専門家でなくても、ウイルス学の教科書を読めばわかることだ。

エイズ発症率が高いか低いかという認識を別にすれば、三人は抗体陽性者はウイルスキャリアであることもわかっていた。ところが風間は「エイズ原因ウイルスは白血球細胞の中へ潜り込んでしまい、抗体ができたとしても、その白血球の中に入り込まないから、ずっと生きていくことができるという知識はあったと思うが、そういう患者が感染力を持っているのかどうかの認識は曖昧でよく覚えていないし、抗体陽性者中のエイズ発症率はまったく知らなかった」と証言している。この証言の前半から風間もエイズウイルスがレトロウイルスであることは知っていたということだ。「第四回国際血友病治療シンポ」でのエバットの発表でも、また、それまでにも抗体陽性者からエイズが発症するという多くの論文が報告されていた。それに同じ研究室で、前記三人とも日々、いろいろな情報交換をしていた。にもかかわらず、抗体陽性者からのエイズ発症率はまったく知らなかったといっている。この証言のほうがよほど不自然だし、当時の血友病患者の恐怖を理解しようという姿勢が見えない。

逆転写酵素はレトロウイルスの増殖に必須の因子として、一九七〇年にテミンとボルチモアにより発見され、二人はその功績で一九七五年にノーベル賞を受賞した。発見から十年以上も経っているのだから、宿主細胞ＤＮＡへのインテグレートや抗体陽性の意味など、木下や松田程度の知識を得るのはそれほどむずかしいことではない。これは繰り返しになるが、血友病患者の多くはＢ型肝炎ウイルスに感染している。このウイルスはＤＮＡウイルスだが、その増殖にはＤＮＡからＲＮＡを合成し、それからウイルスＤＮＡを合成するから、やはり逆転写酵素が必要でレトロイドともいわれる。このウイルスの場合にもある種の抗体陽性はウイルスキャリアだから、血友病専門医なら抗体陽性がウイルスの持続感染ということを認識するのは、それほどむずかしいことではないと思う。だったら当然、エイズウイルスの抗体陽性者のエイズ発症率にも関心を持つべきだ。それをまったく知らなかったということでは風間は血友病専門医失格だ。

しかし、ここで問題なのはそういうことではない。安部と親交のあった証人で、とくに弁護側の証人たちがほんとうのことを証言しているのか、疑問なのだ。その一例がこの風間の証言なのだが、ちょっと理解できない。全体としてどうも、安部に遠慮しているというか、同情しているというか、そういう印象を受ける。

弁護側の証人は安部を無罪にするために証言しているのだから、当然なのかもしれない。木下と松田は検察側証人で、風間と柳は弁護側証人だった。だが、親交があったといえば、木下も松田もそうだった。とくに木下は安部の後任として、教授になっている。

たしかに、二人とも安部の血液研究室のメンバーだった。しかし、そのピラミッドの中で、どのような気持でいたのかはわからない。患者からのエイズの発症を心配する当時の普通の血友病専門医であれば、木下や松田レベルの知識があってもいいのではないかと思う。だから、エイズウイルスがレトロウイルスで、レンチウイルスとわかったあとで、抗体陽性の意味がわからなかったとか、発症率がわからなかったとかいうのは、ちょっと理解できない。あのアボットがいうような意味ではわからなかったかもしれない。しかし、おおよその推定はできていたし、そうならないことを願ってもいたのではないだろうか。

当時はもうウイルスの一般的な性質はほとんどわかっていた。そういうことから、エイズウイルスについても類推できたし、それにもとづいて対策を考えるのがプロ、専門医というものだ。だから、松田も木下も安部に非加熱濃縮製剤の使用中止を提案した。しかし、安部はそれを拒否した。

免疫学が専門の松田はギャロの抗体検査の結果が判明した頃、つまり一九八四年の九月か十月頃、安部の教授室で、木下もいるところで「ギャロの抗体検査から見て非常に感染者が多いし、このまま非加熱濃縮製剤を使いつづけると感染者がまた増加することがあるので、非加熱濃縮製剤の使用はやめるべきです。その代わりに、たとえば現在治験が進んでいる加熱濃縮製剤に、治験を中止して替えるか、あるいは安全なクリオに転換するか、どちらかの方法があるんではないでしょうか」と進言した。ところが安部は「血友病の専門医でない治療したことのないやつが何をいうか。加熱濃縮製剤の治験を途中でやめられると思うのか」などといって、一言のもとに拒否した。

木下は一九八四年十一月頃、やはり教授室で、安部の機嫌のいいときに、恐る恐るという感じで、「クリオを使ってはどうですか」、「クリオに替えるのはいかがですか」というようないい方で提案した。だが安部は「クリオは使いにくい。クリオでは自己注射できないよ」といって、受け入れなかった。機嫌のいいときに、恐る恐るというところが、安部への木下の気持がよく表われていると思うが、多少のちがいはあっても、みんなこんなふうに安部のことを恐れていたのだろう。安部のキャラがいかに激しかったかということだ。

だから二人ともこの一回きりで、研究室での雑談でもこのことは話題にしていないし、論文にもしていない。ところが、このことを裁判官は重視して、彼らがほんとうに心の底から非加熱濃縮製剤の使用中止を考えていたのか疑わしいとしている。木下は提案を繰り返さなかった理由として、「安部さんの意に逆らうことはできないという感じと、安部さんの意に反することをすれば、怒られたり、仲間外れにされて、学会でも血友病学者としても将来やっていけなくなるという漠然とした不安があったからである」といっている。

木下にしても、松田にしても、安部のキャラからして、そういうことは当然考えただろう。研究室でそのような話でもしようものなら、安部の耳にどんなふうに入るかわからないし、論文には安部も目をとおすだろうから、発表なんかできない。人事権を楯にした臨床の絶対的ピラミッドを知らない裁判官には何とでもいえるだろう。

このとき、安部がどちらかの進言を受け入れておれば、彼は業務上過失致死罪で起訴されることはなかった。彼らの法廷での証言について、『安部英医師「薬害エイズ」事件の真実』には次のように書かれている。

「木下、松田の両名はすべての問題にわたって、何から何まで検察官の望むとおりの供述を行うようになりました」、それから風間については「法廷では、事実にもとづいて誠実な証言を行いました」とある。皆さんはどのように思われるであろうか。

第九章　輸血後感染症研究班とエイズ国際会議

一九八四年三月、「エイズ研究班」解散後のわが国のエイズ対策を見てみる。一九八四年度、京都大教授の日沼頼夫が班長になって、「輸血後感染症研究班」ができる。この下に「肝炎分科会」、「ATL分科会」、「エイズ分科会」ができて、「エイズ分科会」がエイズ対策を引き継ぐ。分科会長は栗村敬鳥取大学教授で、メンバーはエイズ研究班員だった大河内一雄、安部英、塩川優一、安田純一と北村敬・国立予防衛生研究所外来性ウイルス室長だった。

一九八四年十一月二十二日、京大で「エイズ分科会第一回会議」が開かれた。この日の会議では、当然、「エイズ分科会」でどのような研究を行うかということが議論された。その結果、一九八四年度にまず行うのは、エイズウイルスのウイルス学的診断法・検査法の確立で、これは栗村が担当することになった。エイズの診断基準の検討も継続するということで、これは診断基準小委員会が担当する。この会議の中で、栗村が当時研究を進めていたエイズウイルスの抗体検査法について説明した。その方法で、日本人の血友病患者二七人の血清を調べた結果、六人が抗体陽性だった。一方、東京の一〇〇人と米子の一〇人の健常者ではいずれも抗体は陰性だった。それに対して、北村が「予研でも血友病患者の血清を集めて、ダブルチェックをしたい」と要望する。「抗体陽性の意義」については「血友病患者の血清を集めて研究者レベルでチェックする」、「厚生省研究班で抗体陽性の症例が出たら、秘密に追跡調査する」などという発言が出席者からあったということだ。

会議のあとの雑談で、日沼が、「ギャロのところで検査した帝京大病院の血友病患者の中に、抗体陽性者がいるということだから、同じ患者の検体で、栗村さんにも検査をしてもらって、結果を比較してみよう」という提案をした。

この会議のあとも栗村は国内の血友病患者や一般人の抗体検査を進める。一九八四年度の研究が終わった時点での結果は、血友病患者二五九人中七四人、つまり二八・六％が抗体陽性だった。一方、血液センターで採取された一三五三人の血漿はすべて陰性で、頻回輸血を受けた日本人三〇人の血清でも、また東京在住の日本人男性同性愛者五三人の血清でもすべて陰性だった。同じ男性同性愛者でもアメリカと日本では、このようにちがっていた。

帝京大病院の血友病患者四六人分の血清がこの会議のあとほどなく栗村に届く。このうちの三九人がギャロのところでも検査をしていた。両方の検査結果を比較すると、三六人が抗体陽性で同じだった。このことが一九八四年の御用納めの日にわかったので、栗村はその日のうちに厚生省に電話して、この結果を伝えた。それは「まちがいなくエイズウイルスに感染している患者がいることを厚生省に知らせて、対策を実施していただきたいという気持だった」ということなのだが、厚生省は何もしなかった。

国内の血友病患者の中に、エイズウイルスの抗体陽性者がいることが明らかになるのは、これから三カ月ほどあとの一九八五年三月二十一日の『朝日新聞』の報道だ。このとき、朝日が報道しなかったら、もっとずっとあとになっていた。厚生省は一体何を考えていたのか。愚民政策もいいところだ。

アメリカのCDCが血友病患者のエイズ感染を最小限に食い止めようと、最大限の努力をしているときに、わが国の厚生省は、研究班は作ったが、その研究結果を生かす努力はまったくしていない。これはその中にいる人間の問題もあるかもしれないが、システム上のエラーでもある。

行政組織は典型的なヒエラルヒー構造で、組織としての正式の意思決定は稟議制だ。だから、時間がかかり、視野の狭い決定になるリスクがある。それに責任の所在が不明確で、長の指導力が発揮しがたい面もある。まあ、長が優秀で、指導力があればの話だが。つまり変化への対応が遅い。だから、今回の原発事故でもわかるように、危機への対応システムができてない。薬害エイズでは、行政は専門家の意見に従ったといい、血友病専門医は行政上の権限はないという。専門家とは何かということも問題なのだが、結局は責任の擦《なす》り合いだ。危機対応システムの確立はわが国の必須事項だ。

先程の一九八五年三月二十一日付の『朝日新聞』朝刊一面トップ記事のヘッドラインは《日本にも真性エイズ　二患者、既に死亡　輸入血液製剤で感染?　血友病治療中　厚生省の前研究班長が診断》とあった。

この記事は安部が『代謝』という科学雑誌に血友病患者のエイズ症例について発表することを予告したものだが、帝京大第一症例についてはステロイド投与量が少量と判断される報告だ。だからエイズ研究班で疑似あるいは非典型的と決定されたときよりも、客観的にはエイズと診断されやすいケースということになる。この記事で、帝京大病院の血友病患者五〇人中二三人がエイズ抗体陽性で、抗体陽性者の中に第一症例と第二症例が含まれていることがはじめて報道された。その報告を読むまでもなく、この結果を見ただけで、抗体陽性の意味は明らかだ。安部は自分の抗体陽性患者二三人から二人がエイズを発症したという現実を虚心坦懐に見つめなければならなかった。そうすれば、少なくとも血友病患者のエイズ発症率が三〇〇〇人に一人などという低いものではないことがわかったはずだ。それでも抗体陽性の意味がわからなかったというのは、単なる詭弁《きべん》であり、為にする弁としか思えない。

重要なのは、この記事の中で安部は「現在の国際診断基準に照らして、二人は真性エイズ患者にまちがいない。また、日本人血友病患者でエイズウイルスを持つ人が予想以上に多いことがわかった。パニックを心配し、ためらったが、今後、患者が多発しないための対策が重要と考え、専門誌『代謝』に公表することにした。詳しくは、論文を見て判断してほしい」といっていることだ。だから、安部は抗体陽性というのはウイルスを持っていること、つまりキャリアと認識していたことになる。

安部はギャロからの検査結果を受け取る前（八四年九月中旬）から、そのことはわかっていたのだと思う。彼は一九八四年七月、新潟信楽園病院院長の青木忠夫にも抗体検査を依頼している。その頃、ドイツのミュンヘンで開催されていた国際輸血学会で、安部は元輸血学会長の村上省三に会って、「どうも三分の一くらいはＨＩＶに感染しておるらしい。どうしたらよいでしょうか」と相談している。

一九八五年五月の『代謝』のレポートを見て、理解できないことがまだあった。そこには、アメリカでもヨーロッパでもエイズ患者総数が急増している状況が載っている。たとえば、アメリカでは一九七九年には八人だったのが、一九八〇年には四三人になり、一九八一年には二二五人、一九八二年には八五一人、一九八三年には二四三八人そして一九八四年には一月から六月までの半年で二一五一人というように、どんどん増えている。このレポートのエイズ症例は血友病患者であるのに、血友病患者での年次別エイズ発症数が示されていない。それで前に『MMWR』で調べたのを思い出して、確認した。結果は一九八一年が一人、一九八二年に八人、一九八三年が一四人、一九八四年は十月十五日までの時点で二九人と、一九八二年以後は毎年、ほぼ倍増している。つまり、総数での増加を数年遅れでフォローしているといえる。だから、血友病患者でも、エイズ患者が急増することが予想される。この重要な部分が、そのレポートには欠落しているのだ。

もう一つ理解できないのはパニックを心配して、ためらったのに、今後の具体的な対策が何も示されていないことだ。それに血液製剤とあるだけで、非加熱濃縮製剤という言葉がまったく出てこない。加熱濃縮製剤の治験が四月か五月には終わるのに、そのことへの言及も全くない。安部は本当にパニックを心配していたのだろうか。しかも刑事訴追された患者には非加熱濃縮製剤での治療をつづけている。言行不一致も甚だしい。

ただ、「全国ヘモフィリア友の会」会長の北村千之進がコメントの中で熱処理をキチンとやってもらうしかないとはいっているが、それだけだ。

このような記事を読めば血友病患者はパニックになる。それで、報道から三日後の三月二十四日、午後一時から帝京大病院の血友病患者会「京英会」の会合が大学病院の会議室で開かれた。この会合には帝京大からは安部と風間、それから藤巻道男・東京医大教授や吉岡章・奈良県立医大教授が出席している。ここでは、加熱濃縮製剤の治験のことや治療製剤としての認可のことなども話された。しかし、問題ありと思う発言がいくつか質疑応答の中にある。たとえば、こういう発言だ。

「医学的に感染したということと、発症（症状が現われること）とはまったく別のことなのですが、今回の一連の報道では、『感染』と『発症』ということを混同している傾向があるように思われます。この『感染』と『発症』ということは、結核の場合を考えればよくわかると思います。ツベルクリン反応を調べますと、大多数の方が陽性を示す。つまり結核菌に『感染している』わけです。では陽性を示した人、つまり感染した人が皆、結核になるかというとそうではない。ほとんどは、感染してもまったく健康に生活を送ることができる。しかし、一〇〇％安全かというとそうではなくて、何らかの原因で体力や抵抗力が弱まると発病するわけです。ＡＩＤＳウイルスの抗体が発見されたということは、ウイルスに感染したということですが、だからといってすぐ発病するわけでは決してありません。しかし、感染しているのですから、抵抗力などが低下したような場合には発病する可能性もある、ということなのです」

これは奈良医大の吉岡の発言だが、結核菌という細菌の感染による中和抗体とレトロウイルスであるエイズウイルスによる感染抗体の問題が同じこととして説明されている。患者はしろうとだから、安心させるための説明なのであろうが、これは科学的には嘘だ。それよりも科学的に正しい説明をして、非加熱濃縮製剤からクリオなり加熱濃縮製剤なりに変えるよう話すのが筋だ。

非加熱濃縮製剤の使用制限は必要ないと話しているが、この前年の十月、CDCはその使用は制限すべしとしている。また妻らへの二次感染についても、次のように述べている。

「（性交渉で感染するのは）もっとウイルスの量がずっと濃い人の場合で、血友病患者程度の感染者の場合、奥さんなどに移る可能性はまずないといっていいし、万一そうなったとしても、生まれて来る子どもさんに感染する確率は数百万分の一である」

患者を安心させるためとはいえ、無責任な発言だ。当人たちにしてみれば、確率の問題ではなくて、感染するかしないか、フィフティ・フィフティの問題だ。それに数百万分の一などという確率をどこから計算したのか、私には理解できない。

セックスでも生まれてくる子どもにもまず感染することはないから、安心しなさいといいたいのだろうが、よくこんなことがいえると思う。それで感染してしまったら、アンラッキーでございました、次は気をつけましょうね、とでもいうつもりなのか。とても患者の身になって、真剣に考えているとは思えない。

　血友病専門医は問題ないから安心しろと言いつづけていても、当時、小学校低学年だった息子に非加熱濃縮製剤の投与をやめた父親がいた。頭蓋内出血が起きたら、命にかかわるから使うつもりだったが、それ以外は使わない。ひじの関節内出血で息子の腕がパンパンに腫れても、そのまま寝かせておいた。「死ぬ病気が入っているから、注射できないぞ」と耳元で励ましつづけた。息子はあまりの痛みに不眠がつづいたあと、気を失うようにしばらくは眠ったりする。国内血を原料にしたクリオの使用を希望するが、専門医はあまり協力的ではなかった。それで知人に頼んで血液を提供してくれる人を集めて、地元の日赤血液センターでクリオを作ってもらったこともあった。患者や家族にしてみれば、これほどに深刻な問題だった。もう少し患者の立場で、親身になって考えることはできなかったのだろうか。

　新聞記事では塩川も野崎貞彦・厚生省感染症対策課長も帝京大の患者は知らないといっている。一九八四年九月二十八日に第一回会議が開かれたＡＩＤＳ調査検討委員会は全国の大学病院や国公立病院などに「エイズの疑いのある症例」を報告してもらい、エイズかどうか認定することになっていた。なのに二人ともが知らないというのは、安部が二人の患者をこの委員会に報告していなかったことになる。

　偶然にしてはできすぎているように思うが、この新聞報道の翌日、つまり三月二十二日、「第四回ＡＩＤＳ調査検討委員会」が開かれ、日本のエイズ患者第一号が認定され、即日発表される。ところが、この患者はアメリカ在住の男性同性愛者で、日本にはほとんどいなかった。何故、このような人が、わが国第一号のエイズ患者に認定されたのか、私にはまったく理解できない。この患者は次のような経歴の持ち主だった。

「塩川氏の著書によると、この患者は当時三十六歳の男性で、十八歳頃から男性同性愛者として行動してきていた。一九六九年に渡米し、大学卒業後、ロサンゼルスで働いた。デザイン関係のアーチストだった。イタリアのミラノで働いていた時に交際していたフランス人男性が一九八二年十一月にエイズと診断され、一九八三年七月に死亡した。本人は一九八二年秋頃から疲労感を覚え、一九八三年三月ニューヨーク大学病院で検査を受け、軽度肝機能異常、血小板減少、血液リンパ球T_4/T_8比の逆転を指摘された。一九八四年一月、カリフォルニア大学ロサンゼルス校病院を受診した際、エイズの可能性が否定できない、と告げられた。同年十二月、日本に一時帰国し、順天堂大学病院を受診した。一九八五年一月十六日に順天堂大学病院の松本孝夫医師より、米国から帰国した一人の日本人のエイズ患者が診察を受けに来た、と塩川氏に電話があった。その日、塩川氏は順天堂大学病院に行き、患者に会って話を聞いた。塩川氏は松本医師と話し合い、エイズの疑いが大きいとして、ただちに患者の血清を鳥取大学の栗村敬教授と米国立保健研究所（ＮＩＨ）に送付した。栗村教授からは数日のうちに「抗体陽性」との回答があった。二月十五日にはＮＩＨからも『抗体陽性』との通知が届いたため、松本医師が二月十六日に東京都を通じて厚生省に報告した」

新聞記事によると、この男性は十二月から一月中旬まで一時帰国していただけだった。二月にはもう日本にはいなかった。だから当然、この発表のときにもいなかった。

この男性はただ単に、エイズの診断を受けるために帰国したのだ。それも塩川病院長のいる順天堂で。ニューヨーク大とかカリフォルニア大といえばエイズの治療と研究のメッカだ。そこで診察を受け、治療するのがベストだ。どう考えても不自然だし、それに症状にしても、とても真性エイズとはいえない。カリニ肺炎もカポジ肉腫もカンジダも発症していない。せいぜいプレエイズだ。まあ、そんな症状があれば、とても帰国はできないだろう。

それに、そんなに長く外国で生活していたのなら、日本では旅行時の保険しかきかないだろうから、その点でも理解できない。塩川と厚生省が便宜をはかったのなら、話は別だが。

当時、厚生省は塩川を通して「同性愛者エイズ患者」を探していたらしい。国内の同性愛者ではなかなかエイズ患者が見つからない。どうしても外国で生活している日本人同性愛者がターゲットになる。そういう意味でもこの順天堂症例は地獄で仏といえた。

つまり、「血友病エイズ患者隠し」のためだ。厚生省は遅くとも一九八四年末には非加熱濃縮製剤により、多くの血友病患者がエイズウイルスの抗体陽性であることを知っていた。ということは、血友病患者からいつエイズ患者が出てもおかしくない状況だった。血友病患者から国内第一号のエイズ患者が認定されれば、すでに話した失策ともいえる血液行政や血液事業が浮彫にされ、国民非難の的になり、ひいては皇室にも迷惑がかかりかねない。

大半の国民は国内の血液事業は献血によりまかなわれていると思っているから、鉾先がそこに向かないようにするためには、性道徳観との激しい衝突の避けられない男性同性愛者からの第一号患者が必要だった。その結果、マスコミを含めた一般社会がエイズに対して、極めて鋭敏で、過剰な反応を示した。そして、社会的疾病としてもっとも重要な特徴である「差別と偏見」を生んだ。まさに厚生省の思わくどおりということだ。それが一九八六年十一月、長野県松本市で売春行為をしていたフィリピン人の女性が、帰国後にＨＩＶに感染していたことが判明したり、一九八七年二月には、神戸で売春行為をしていた日本人女性が女性では最初のＨＩＶ感染者として厚生省が確認したりして、いわゆるエイズパニックの誘因となった。そしてそれらが一九八八年十二月のエイズ予防法成立への導火線に火をつけた。また、血液製剤によりエイズが発症しているということで、血友病というだけで、患者はひどい差別と偏見を受け、社会の片隅で縮こまって生きていかざるをえなくなった。それによって、厚生省は一時的ではあっても、血友病エイズ問題を封じ込めることができた。まさに一石二鳥のシナリオだった。

エイズ患者にはホモが圧倒的に多いから、この第一号患者の不自然ささえカムフラージュできれば、これ以上のケースはないということだ。

エイズ研究班では、帝京大第一症例をわが国のエイズ患者第一号とすることに慎重であった塩川が、プレエイズとしかいいようのないこの男性同性愛者をわが国第一号の真性エイズ患者と認定したことに、私は大きな疑問を感じる。

結局、このあと、安部は帝京大第一症例と第二症例をＡＩＤＳ調査検討委員会に報告する。そして、国内初のエイズ患者認定から二カ月後の五月三十日、ＡＩＤＳ調査検討委員会が開かれ、新たに五人がエイズと認定された。そのうちの三人が血友病患者で、他の二人は男性同性愛者だった。三人の血友病患者のうちの二人が帝京大病院の患者で、もう一人はこの年の四月に福島県立医大病院で死亡した二十七歳の患者だった。

血友病患者から一挙に三人のエイズ患者が認定されて、血友病患者にしてみれば、生きた心地はしなかっただろう。

五月三十一日付『読売新聞』朝刊のヘッドラインは《エイズ認定さらに五人　国内感染の疑い浮上　入、通院中の患者二人も》、《国産血液製剤急げ　不安の血友病患者　三人の死亡にショック》となっていて、エイズウイルスについて新たな知見を紹介している。「多難なエイズせん滅　研究進むほど知る怖さ」という科学部記者の解説記事では「ＡＩＤＳウイルスの抗体保有者は八〇～九〇％の高率でＡＩＤＳウイルスを持っている」という最新のデータを記載している。また国立予防衛生研究所外来性ウイルス室長の北村敬は「抗体とウイルスの共存が一生続き、他人にもうつすとみられる。他のウイルス病には見られない新しい恐ろしい病気だ」とコメントしている。北村が指摘した「ウイルスと抗体の共存」ということの意味について、この記事では「平たくいうとＡＩＤＳウイルスが〝時々姿を変える〟（抗原変異と呼ぶ）ことによるらしい。体内に抗体ができても、そのときはすでに姿を変えているのでやっつけられず、その間、免疫機能を担っているT細胞をどんどん破壊して患者を死亡させる―ということになる」と説明している。

五月三十一日の報道では抗体陽性の意味がわかりやすく説明されていた。安部を刑事訴追した患者が抗体陽転前の最後の三回、帝京大で非加熱濃縮製剤を注射されたのは一九八五年五月十二日から六月七日だった。だから、この三回の注射のうちのいずれかで、エイズウイルスに感染したと考えられているのだが、五月三十一日の報道というのは、第一回目の注射つまり、五月十二日のあとになる。裁判ではこの五月十二日という日がとても重要なのだ。北村は一九八四年度に設置された「輸血後感染症研究班エイズ分科会」の班員であり、またＡＩＤＳ調査検討委員会のメンバーでもある。彼が抗体陽性の意味をオフィシャルに知ったのは、一九八五年四月十五日から十七日までジョージア州アトランタで開催された国際会議に出席したからだった。

それはアメリカの厚生省とＷＨＯが共同で企画したエイズ国際会議で、世界中から専門家が集まった。日本からは塩川と栗村も出席している。この会議で、エイズウイルス抗体陽性例の長期観察はまだ十分ではないけれども、抗体陽性者の三〇％以上がエイズを発症するという報告もあるので、抗体陽性は即、感染性ウイルス陽性、つまりウイルスキャリアとして対処すべし、ということになった。だから、この国際会議以後は抗体陽性の意味は不明という主張は通用しない。北村はこの国際会議の内容を一九八五年六月八日付の『日本医事新報』にレポートしているのだが、この六月八日という日もとても重要とされている。というのは、安部の刑事裁判で、裁判官は抗体陽転前の三回の患者への非加熱濃縮製剤投与の中で、第一投与行為のあった五月十二日という日時よりもあとに国内で発表されているので、判決の大勢には影響しないとしているからだ。しかし、私はそれでいいのか大いに疑問だ。血友病患者がエイズの恐怖におののいているときに、四月に開催された重要な国際会議での結論ではなくて、会議出席者のレポートの日まで、その結論を知らなかった、だから非加熱濃縮製剤の投与が許容されるというのは大学病院に籍を置く専門医としてはあまりにも受身すぎると思う。自分のほうから積極的に知見を収集して、ベストの治療を行うのが、大学で研究と教育と診療を行っている者の通常の義務ではないのか。

それに、この会議には塩川も栗村も出席していた。二人とも安部とは知り合いだ。彼らから安部にそういう情報が入ってもおかしくないし、患者のことを本当に心配していたのなら、安部から彼らに問い合わせることだってできた。

この会議に引きつづいて、四月十八日と十九日にはＷＨＯが研究成果をとりまとめて、エイズを予防するための勧告を発表した。その主なものは「ＡＩＤＳの伝播経路に関する正確な情報（性的接触、汚染注射器の共用、汚染血清またはそれを原料とする血液製剤の注入、感染した母体から胎児、新生児への伝播等）を国民に周知させると共に、単なる社会的接触あるいは家族内接触では伝播されないものであることも伝えて、不必要な不安を予防する」、「血友病患者に使用する凝固因子製剤に関しては加熱その他、ウイルスを殺す処理の施された製剤の使用を勧告する」、「公衆衛生当局は、医療機関その他における患者および患者材料の取扱いおよび治療に関する指針を作り、配付する」、「加盟各国は血清抗体検査の結果およびＡＩＤＳ患者の個人情報に関して秘密保持を優先させなくてはならない。診断のための抗体検査であっても本人の同意なしに行ってはならない」などだ。

ＷＨＯはこの時点で、ウイルスを殺す処理をした凝固因子製剤の使用を勧告しているし、公衆衛生当局が治療などに関する指針を作り、配付することも勧告している。これらの勧告に対して、わが国の厚生省はどういう対応をしたのか。

何もしていない。何もしなかったから、安部の刑事事件などが起きたのだ。北村は予研の研究員だから、厚生省の職員でもある。だから、彼は帰国後、すぐに厚生省の担当部局にこのことを報告したはずだ。というのは、ＷＨＯはこの勧告について、加盟各国に緊急の課題として適切に対処せよ、としている。それでも厚生省は何もしなかった。

この勧告は四月十八日と十九日のＷＨＯの作業部会でまとめられたものだから、北村は遅くとも四月下旬には厚生省に報告しているだろう。厚生省がすぐに対処しておれば、問題の五月十二日よりも前にＷＨＯの勧告に沿った治療指針が、医療機関に配布されていたはずだ。この視点でいえば、安部を起訴した刑事事件の真犯人は厚生省ということになるし、この被害者と同様の患者は当時、全国にかなりいたのではないだろうか。厚生省の責任は重大ということなのだが、ほとんどの国民はこのことを知らない。

安部を含めた当時の血友病専門医の多くはエイズの抗体検査を患者に無断で行っていた。この勧告でもいっているように、そんなことは絶対に許されない。そのうえに、結果も知らせていない。とんでもないことだ。さらに、この会議ではエイズの潜伏期が五十七カ月、ほぼ五年ということもわかって、公衆衛生上長期間の問題になることが認識された。

加熱濃縮製剤の承認は一九八五年七月一日だった。これだけ早く承認されたのは、三月下旬からの一連の新聞報道の影響が大きい。つまり血友病患者のエイズ問題が大きな社会的関心事になって、厚生省生物製剤課が治験中の製剤メーカーに承認申請を急がせる一方で、薬事審議会の審査順位を優先させたりしたからだ。安部の弁護士は承認申請から承認まで一、二カ月しかかかっていないのは治験統括医であった安部の功績のようにいっているが、そうではない。まあ、安部が新聞記者に情報をリークしたという点では、そうかもしれないが……。

いずれにしても、加熱濃縮製剤が早く承認されて、予防衛生研究所での検定も優先され、結局八月中旬ころから販売されるようになった。血友病患者にとっては、やっと安心して治療が受けられるようになったということだ。

しかし、これは血友病A用の加熱第Ⅷ因子製剤だ。血友病B用の加熱第Ⅸ因子製剤の承認審査についての説明は一九八五年七月中旬に行われた。方針は加熱第Ⅷ因子製剤とほぼ同じだが、治験データは一〇例程度ということで、二施設四〇例以上とされた加熱第Ⅷ因子製剤のときよりも大幅に省略された。承認がもっとも早かった製剤メーカーでは八月に治験をはじめ、九月に承認を申請、十二月九日に承認された。治験開始から承認まで四カ月という早さだった。いずれにせよ、一九八六年十一月までに六社が承認された。血友病Aにくらべ、患者数が五分の一程度と少ない血友病Bの加熱濃縮製剤の導入は日本だけでなくアメリカでも遅れた。

加熱濃縮製剤が認可され、使用されるようになっても、非加熱濃縮製剤の販売は禁止されなかったし、回収もされなかった。厚生省は一体何を考えていたのか。

そのことについては有名なエピソードがある。『薬害エイズ「無罪判決」どうしてですか?』(中公新書ラクレ)の中で、ジャーナリストの山科武司が書いている。加熱第Ⅷ因子製剤が承認されてから、ちょうど一カ月後の一九八五年八月一日、今は「社会福祉法人はばたき福祉事業団」の理事長をしている大平勝美ら三人の血友病患者が当時の厚生省生物製剤課長松村明仁を訪れて、依然として危険な非加熱濃縮製剤が市場に出回っているので、早期回収を製剤メーカーに指導するよう、陳情した。そのとき松村は横を向いたまま応対し、「それはできない」と断って、「非加熱濃縮製剤が(エイズウイルスに)すべて汚染されているとは限らない。厚生省が指導すれば製剤メーカーは従わざるをえず、企業に損害を与えてしまう」と言ったのだ。ちょうどそのころ、世間ではジエチレングリコールという不凍液入りのオーストリア産、西ドイツ産の白ワインが市場に出回って騒ぎになり、厚生省が業者にワインの回収を求めていた。

「どうしてワインは回収できて、非加熱濃縮製剤はだめなのか」と大平たちは松村に詰め寄った。すると彼は「ワインは一般国民が飲むが、凝固因子製剤の使用者は限られているから」と答えた。陳情を終えて厚生省を出るとき、三人は「俺たちは厚生省にとって国民じゃないんだ、人間じゃないんだ」と話して、肩を落としたということだ。

要するに人数が少ないから、切り捨てるということだ。国民の健康と命を守るべき厚生省に、今の厚労省に国民の命よりも企業の損益を優先する人が課長として仕事をしている。そのようなことでは、国民はいくら命があっても足りない。

国民の利益よりも、お友だちの利益を優先するこの国の首相や、その首相の顔色を窺い、忖度しながら仕事をしている官僚の姿が重なる。

松村は郡司の後任で、一九八四年七月一日から一九八六年六月三十日まで生物製剤課長だった。つまり、当時、国の血液行政を統括していた。そういうことで、彼は医師に非加熱濃縮製剤の投与を控えさせ感染を防ぐ注意義務を怠ったとして、一九九六年十月二十五日、二つの業務上過失致死罪で起訴される。一つは安部も起訴された患者の件で、一九八五年五、六月に非加熱第Ⅷ因子製剤の投与により、エイズに感染、死亡させた罪。もう一つは一九八六年四月、大阪医大病院で肝機能障害の一般男性患者がミドリ十字の非加熱第Ⅸ因子製剤を投与され、エイズを発症、一九九五年十二月に死亡させた罪。結局、前者は安部と同様、無罪だったが、後者は二〇〇八年三月三日、禁錮一年執行猶予二年の有罪判決が確定した。官僚の「不作為」に刑事罰が科せられたのははじめてだった。

　この大阪医大症例については、ミドリ十字の歴代三社長、松下廉蔵、須山忠和、川野武彦も一九九六年十月九日、業務上過失致死罪で起訴された。ミドリ十字の非加熱濃縮製剤は国内有償採血の血液が原料だから、エイズの危険性はないという虚偽宣伝による販売継続などが明らかになって、結局、松下は禁錮一年六カ月、須山は禁錮一年二カ月の実刑判決が二〇〇五年六月二十七日に確定した。川野は控訴審の途中で病死し、公訴は棄却された。

　非加熱濃縮製剤は一九八六年八月末に回収が終了するまで使用されつづけた。

第十章　刑事告訴と薬害エイズ国際会議

薬害エイズ患者は一九八九年五月、国・厚生省と製薬企業五社（ミドリ十字、化血研、バクスター、バイエル薬品、日本臓器）を被告として大阪地裁に「ＨＩＶ薬害訴訟」を起こした。また、同年十月には被害者が同じ被告を相手に東京地裁に提訴した。国と製薬会社は輸入血液製剤からのＨＩＶ感染の危険性が予見できたにもかかわらず、安全性を確認する義務を怠り、何ら対策を講じなかったということだ。前者が大阪ＨＩＶ訴訟で、後者が東京ＨＩＶ訴訟だ。大阪の原告は五〇〇人以上、東京の原告は一〇〇人以上になった。

この裁判は一九九六年三月に、大阪でも東京でも、原告一人当たり四五〇〇万円の一時金の支払いと発症者に月一五万円を支給するということで和解が成立した。

大阪ＨＩＶ訴訟にしても東京ＨＩＶ訴訟にしても、これらはいずれも民事裁判。安部の場合は刑事裁判。民事と刑事ではその不法行為責任の問われ方がまったくちがう。民事の場合は当事者間の私法上の権利関係を確定して、紛争を解決する。刑事の場合はいつ、どこで、だれの、どのような行為によって、だれがエイズウイルスに感染させられ、死亡したということを証拠によって具体的に証明せねばならない。だから、刑事裁判は民事裁判にくらべて、有罪にするのがむずかしい。安部の弁護団は彼が血友病治療の権威で、第一人者だったから、薬害エイズの医療側のすべての責任を彼一人に負わせ、スケープゴートにするための裁判だといっている。また、悲劇ではあっても、犯罪ではないものを犯罪に仕立て上げたともいっている。果してそうだろうか。私はそうは思わない。ということで、安部の刑事事件で問題となった血友病患者について、情報を整理してみる。

安部教授ら帝京大第一内科グループが、一九八八年第三四巻第三号の『日本輸血学会雑誌』に「血友病患者（とくに抗HIV抗体陽転のAC、ARCとAIDS）における抗HIV抗体およびHIV抗原の経時的検索とその臨床的有用性」という論文を発表していた。

この論文を『毎日新聞』の記者が見つけて、東京HIV訴訟弁護団の弁護士保田行雄に紹介した。保田自身も血友病患者で、「東京へモフィリア友の会（東友会）」の会長でもあった。問題の血友病患者はこの論文中のケース一だ。彼は一九八五年六月七日までは抗体陰性なのに、七月二十二日に抗体陽性となり、論文での検査最終日、一九八六年十月一日までその状態がつづいていた。論文ではケース一とあるだけで、患者名がないので、その患者が死亡しているのか、生存しているのか、保田たちにはわからなかった。それで、「東京へモフィリア友の会」の患者二一七人が「安部さんは一九八四年から一九八五年にかけて、非加熱濃縮製剤がエイズウイルスに汚染されていることを知りながら、血友病患者に投与し、感染させた」として、一九九四年四月四日、安部を殺人未遂罪で東京地検に告発した。そして、それを五月十一日、東京地検が正式に受理する。

告発後も、患者たちは問題の患者が誰なのか、探しつづけていた。そんなある日、息子が論文に書かれているとは知らない、この患者の母親から息子の死について相談する手紙が東京HIV訴訟弁護団の弁護士の元に届く。これでやっと患者が判明し、エイズで死亡していたこともわかった。それで、殺人未遂罪での告発を殺人罪での告発に切り替えた。また、母親は「非加熱濃縮製剤がエイズウイルスに汚染されていることを知りながら、投与し、エイズで死亡させた」として、一九九六年二月十五日、安部を殺人容疑で東京地検に告訴する。その結果、安部は八月二十九日、小雨の降る早朝、逮捕された。

エイズウイルスに感染してから、抗体陽性となるのに、六週間から八週間かかる。だから、この患者は五月から六月にかけて、エイズウイルスで汚染された非加熱濃縮製剤による治療を受けていたことになるのだが、実際、五月十二日から六月七日のあいだに三回治療されていた。ということで、医学的にも、このどれかの治療で感染したと考えられた。

安部たちの論文には一九八五年五月二十四日に抗体陽性になったケース三という患者も載っている。この患者の場合、血友病患者らが安部を殺人未遂容疑で告発したあと、東京地検特捜部からの問い合わせで、論文の症例が自分だと知った。この二十代男性も殺人未遂容疑で安部を告訴するといっているのだが、五月二十四日の陽転から逆算すると、感染したのは三月から四月頃ということになる。感染抗体ということがグローバル・スタンダードになったのが一九八五年四月中旬のエイズ国際会議からだとすると、安部を有罪にするのはケース一の場合よりも厳しいだろう。

ケース一の場合にしても、裁判官はこの国際会議の結果が一九八五年六月八日付『日本医事新報』に掲載された北村のレポートのほうを重視しているから、有罪にするのはむずかしいかもしれない。

抗体陽性の意味が判明したのと、感染時期のどちらが早いかということになると、これら二人の患者は微妙ということになる。ケース三の血友病患者は東京ＨＩＶ訴訟原告団のメンバーではなくて、結局、告訴はしなかった。

前にも話したように、大学病院で診療と研究と教育に従事している専門医というのは、やはり、自らが積極的に最新の知見を入手して、できるだけ早く、患者にベストの治療を提供する義務があると思う。そういう点からいえば、感染抗体と認定されるのは、エイズ国際会議とするべきであって、北村のレポート時点とするべきではない。しかし、裁判では裁判官がどう考えるかに判定が委ねられているから仕方がない。

ケース一という患者の個人情報はほとんど見つからないが、一つだけ、『薬害エイズ「無罪判決」どうしてですか?』の中に、ジャーナリストの山科の記事がある。それは次のようなものだ。


〈九一年一二月の年の瀬も近いある日、一人の男性が三五歳の短い生涯を閉じた。

「あの子は、きっと世の中の役に立つ人間になる」

そう願った母親の思いは、はかなくついえ、彼女の人生は時を刻むのをやめた。

男性は安部元副学長が治療していた血友病患者。母親の告訴が、東京地検が捜査を始めるきっかけとなり、安部元副学長、松村元課長の逮捕、起訴へとつながった。

男性が血友病と診断されたのは小学校の入学前。当時、血友病は決して周囲から理解される病気ではなかった。

反対を押し切って結婚した両親に、救いの手を差し伸べる親戚はいなかった。男性の祖母は、実の娘である母親に、「お前に対する罰や」となじった。父親もかばってはくれなかった。

母子は故郷を離れ、都会で新しい生活を始めた。母親はウェートレスのアルバイトでつましい生活を支えた。

男性は小学校入学前から学習雑誌を定期購読するほどの本好きだった。しかし時折襲う関節の内出血のため、学校は休みがち。「足を取り替えて」と母親に泣きつくこともしばしばだった。

中学生のころ、地元の病院から「世界的と言ってもいいくらい有名」と紹介されたのが、当時、東京大学付属病院に在籍していた安部元副学長だった。

安部元副学長は、「心配しなくていいよ。いいものができた」と優しく語りかけ、血液製剤の効能を述べた。

「これからは痛みを我慢しなくてもいいのだ」とも付け加えた。

安部元副学長が帝京大学に移籍すると、男性も通院先を帝京大学病院に替えた。当時すでに大学生だったため、病院に通いやすいように下宿先も病院近くに代えた。

「病気が良くなったら先生にお礼をしないとな」、母子はそう話し合った。

九〇年ごろからこの男性は、「しんどい。疲れやすい」と体調の変化を訴えるようになっていた。

病院では安部元副学長はおろか、直接の担当医が診察する機会が減り、血液を採取する検査ばかりが繰り返されていた。診察日なのに、「先生は学会です」と言われたこともあった。

「この病院って何なんだろう」

男性は母親にそう漏らしたこともあったという。

九一年春、男性は団体職員への採用が決まった。母子はスーツを新調しにデパートに出かけ、息子は母親にワイシャツの寸法を教え、「忘れないで」と念を押した。

そのころから体調は急速に悪化していった。

その年の夏、帝京大学病院から出される薬の袋が重く感じて持ちあげられず、母親に取りに来てもらおうともした。

一〇月下旬、定期検査に出かけた男性は「即入院」と医師に告げられた。しかし男性はそれを断り、下宿に戻って家賃や光熱費の支払いなどを済ませ、身の回りの整理をして翌日入院した。

そして、二度と退院することはなかった。

秋が深まるにつれ、背中の痛みや吐き気、下血が男性を襲った。悪性リンパ腫ができた右目は、眼球が腫れあがり、ほとんど見えなくなった。

血友病患者は虫歯の治療が容易ではないため、男性は歯磨きを欠かさなかった。入院中もその習慣を続けた。

「鏡で、自分の顔を見ながら歯をみがいていた。あの子の気持を思うと……」

母親は当時を思い返し、言葉を詰まらせた。

その年のクリスマス。

「苦しい、苦しい」と繰り返す男性に看護婦が話しかけた。

「来年は一緒にクリスマスケーキを食べましょうね」

その瞬間、男性は十分に見えないはずの目を見開き、看護婦をにらみつけたように、母親には思えた。

「『何を言うんだ』と言わんばかりの目つきでした」

数日後、男性はこの世を去った。


男性の口からは最後まで「エイズ」の一言は出なかった。

しかし、就職が決まった男性に母親が語りかけたことがあった。

「これでようやく、光が見えてきたなあ」

男性は寂しい笑顔を母親に向けた。死後、息子の下宿を片付けていると、エイズウイルスに関する本が出てきた。

少し人前では控えめだった男性は、切れ長の目が印象的だった。オーバーはピーコートと決め、都心の老舗デパートで買うのを習慣としていた。

今でも息子のことを考えると、母親は胸が苦しくなる。

「もう悔しゅうて悔しゅうて……」

夜、生前に息子が使っていたベッドで眠れずにいると、幼いころからの息子が次々にまぶたの裏に浮かんでは、消える。内出血で学校を休んだものの、痛みが治まると出血していない足で室内をケンケンしてみせた姿、決まったブランドの靴が好きで茶と黒を履き替えて大学に通った姿……。最後の入院中、背中の痛みに苦しみながら、「これしかないのか、これしかないのか」と痛み止めの治療を求める姿……。

息子の死後、仕事を辞めた母親は、高血圧の治療に通院する以外は、ほとんどの時間、家に引きこもる。薬害エイズは、息子だけでなく母親の人生をも奪ったのである。〉

血友病は幼い頃に診断される。だから主治医とは長いつき合いになる。患者にしてみれば、血友病専門医は親にも匹敵する存在だろう。非加熱濃縮製剤によりエイズに感染してしまった患者は親とも慕う医者から裏切られたと思ったにちがいない。その分、母親の悲しみの深さは察するに余りある。この患者は陽転の時期を知らずに亡くなったが、もう一人の二十代の患者は陽転した時期を知っている。彼の悔しさもまた察するに余りある。

亡くなった患者の母親は安部が逮捕されたときの心境を「写真の息子は穏やかな顔ですが、亡くなったときのすさまじい情景は、昨日のことのように思い出されます。……苦しそうな息遣いで『僕もうこれで終わりになっちゃうのか』と涙をはらはらと流していました」、「息子は、危険だとわかってからもエイズの入った薬を打たれつづけました。安部医師は、息子を何の価値もないクズだとでも思っていたのでしょうか。……安部医師に患者の命を守るというドクターの精神があったなら、息子ばかりでなくこんなにたくさんの人がエイズで死なずに済んだのではないかと思うのです」と語っている。

安部が殺人罪で告訴されたのは、それが証拠によって具体的に証明できると考えたからだ。そういうケースは世界的にもとても稀というか、ほとんどないのではないか。薬害エイズ事件で医師が刑事責任を問われたのは日本だけだ、という人がいる。しかし、それは安部のケースがたまたまそうだったからだ。証明できるかどうかを別にすれば、エイズウイルスの抗体が感染抗体と認定されたあとも、依然として抗体陰性の血友病患者に非加熱濃縮製剤を処方した医者は全員、安部と同罪だ。

そういう医者の一人として、たまたま安部が刑事責任を追及されたのだ。カルテなどの記録から、ケース一のような抗体陽転の時期が判明すれば、その患者の主治医もまた刑事責任を追及されてもおかしくない。しかし、当時は患者に無断で抗体検査をして、結果は知らせない。

それが普通だったようだ。だから、ケース一のような患者を見つけるのはとてもむずかしいだろう。

血友病患者のエイズ発症が問題になりはじめた頃から、それが伝染病であるとすれば、感染源は非加熱濃縮製剤である可能性がとても高かった。にもかかわらず、その後もかなりの期間、血友病治療のグローバル・スタンダードが非加熱濃縮製剤だった。そのために日本を含めた世界中の血友病患者にエイズが蔓延してしまった。ＷＦＨ（世界血友病連盟）にしてもＮＨＦ（米国血友病財団）にしても、非加熱濃縮製剤の使用を中止することなく、使いつづけさせた。それが安部が正当化された大きな理由だった。ＷＦＨもＮＨＦも血友病患者の団体だ。その団体が血友病患者のためになっていなかった。何故か。

その疑問が私の頭の中でくすぶりつづけていた。そんなある日、私は一人の弁護士と薬害エイズについて電話で話をしていた。その時、彼が二冊の本を紹介してくれた。そのうちの一冊が大阪ＨＩＶ訴訟弁護団が彩流社から一九九八年に出版した『薬害エイズ国際会議』だった。

この本によると、「薬害エイズ」は日本だけでなく、アメリカ、そしてアメリカの血液製剤を輸入していたカナダ、ドイツ、イギリスなどの欧州諸国を含む世界各国において同時発生した薬害であり、自国の血液で血液製剤の供給を賄っていたフランス、オーストラリアなどでも発生した。世界中の被害者の数は二万人から三万人と推計されている。

一九九六年十一月二日と三日、神戸で行われた「薬害エイズ国際会議」は「真相の究明」、「薬害根絶」そして「今後の救済」という三つの主旨と願いを掲げて大阪ＨＩＶ訴訟の弁護団と原告団が共同で開催した。この本はその会議の模様をまとめたものだった。

それは予想以上の本だった。私の疑問の大部分が解決したといえる。

ＣＤＣ（疾病管理センター）でエイズ特別調査団のメンバーだったドナルド・フランシスは一九八三年一月四日のアトランタ会議のとき、何の対策も取らずに散会しようとする関係者に向かって、議場の机を拳で激しく叩いて、「動きはじめるのにいったい何人の人が死ななければならないのか」と叫んだ、ということはすでに話した。

その彼は当時、非加熱濃縮製剤による治療を受けていた血友病患者の三〇％から五〇％が免疫機能の異常を示していたのに、クリオで治療を受けていた患者にはそのようなことはあまりなかったと指摘している。つまりこの時点で、非加熱濃縮製剤の危険性は明らかだった。それでも血液製剤メーカーは男性同性愛者などハイリスク・グループのスクリーニングのためのＢ型肝炎検査の導入に強硬に反対した。その検査をすれば、エイズに感染しているかが分かってしまうからだ。フランシスは講演のあとの質疑応答の中で、血液製剤によってエイズウイルス感染が広まった根底には、生命を守るとか生命を大事にするという医療の基本が狂っていた。つまり、金儲けのためだったり、営利を追求したりする、そういう人が多いためではないかと思うけれども、このようなことについてどのように考えるかという質問に対して、次のように答えている。

「率直に言って、何もかも政府まかせにすることはできないはずです。私たちみんなが学ばなければならないことだと思います。政府は、私たちが抱えている問題をすべて解決してくれるわけではありません。ですから、薬剤を投与される側の健康を守る最終的な責任は、製薬企業にあるわけです。そして、製薬企業は明らかに私たちが提供した情報をすべて理解していました。

問題は、私たちが実際に勧告したように、文字どおり何百万ドルにも値する製剤の使用を中止する意思があるか、それとも、その製剤を引き続き使用する、あるいは少なくとも使用されることを容認するのかということです。その決断をする際、そこに営利の追求がじゃまをしていたことは明らかです。結局は、製剤を使用した人たちすべてを殺してしまうことで、製剤企業は販売市場をなくしてしまったことを考えると、実に皮肉なことです。人道的あるいは倫理的な面からだけでなく、利益という面からも、もう少し長期的な観点から現状を判断していれば、このような決断は決してしなかったでしょう。

製剤企業は、消費者に対して何をしているのかということを本当に無視していました。そして、後に非加熱濃縮製剤の使用は言うに及ばず、一九八三年二月、日本で家庭療法が始まったことを考えると、製剤企業のとった行動は、まさに信じられないほどに無謀であったと言わざるを得ません」

患者に安全な血液製剤を提供することが長い目で見ればメーカーにとっても、大きな利益になるという視点が完全に欠落していて、目先の利益ばかりを追求していたことがフランシスの講演からよくわかる。それと、彼の話では血液製剤メーカーには一九八三年一月の段階で、非加熱濃縮製剤がエイズのリスク・ファクターという情報はＣＤＣから十分に提供されていた、ということだ。彼は講演を「一九八三年二月、こういった情報があったにもかかわらず、日本で血液製剤メーカーの強い勧めで、アメリカ製の非加熱濃縮製剤を使用した家庭療法が開始されたのです」と結んでいるが、非加熱濃縮製剤の自己注射療法はメーカーからの強いプッシュがあったからなのだ。だから「信じられないほどに無謀」なわけだ。それが人間だと思うと恐ろしくなる。

フランシスとの関連でいうと、『フランシス博士と大阪ＨＩＶ訴訟』というタイトルで弁護士の徳永信一がとても重要なことを書いている。フランシスは一九九三年七月、大阪ＨＩＶ訴訟で、弁護側証人として、エイズの原因究明につとめていた当時のエイズに関する科学的知見の真実を証言した。この証言により、弁護団も原告団も勝利へのはっきりとした手応えを感じたということだ。

ところが、一九九四年六月、大阪地裁でアメリカでエイズが問題になっていた当時、ＦＤＡで血液製剤の規制を担当していたアーロンソンという人が被告側すなわち国と製剤メーカー側の証人として、「ＦＤＡ（米国食品医薬局）は薬害エイズの拡大を阻止するための積極的な対応策をとっていなかった」と証言した。徳永たちは二カ月後に開かれる反対尋問の準備のために、アメリカに行く。そこで、フランシスの紹介で、アーロンソンの同僚でＦＤＡの生物製剤局で肝炎ワクチンを担当していたギャレットに会った。ギャレットは徳永たちに「アーロンソン博士は、なぜかわからぬが、血液製剤によってエイズが伝播することを頑として受け入れようとはしなかった。どんな根拠を突きつけても、『まだ十分ではない』と繰り返すばかりだった」といっている。

また、やはりフランシスの紹介で、ＣＤＣのエバットにも一九九四年八月、横浜で開催されたエイズ国際会議で会った。そのとき、エバットは「アーロンソン博士の認識がＣＤＣの認識と一緒だったなんてことはありえない。私たちは規制権限を握るアーロンソン博士に緊急事態であることを理解させようとやっきになったが、やがて、どんな証拠があっても彼を変えることはできないと悟り、別の道を探した」と語っている。何故アーロンソンはそれほどかたくなに非加熱濃縮製剤のリスクを認めようとしなかったのか。

当時、シカゴで開かれていた薬害エイズ問題の原告側弁護士の会議で、アーロンソンと法廷で対決した経験のある弁護士たちから徳永たちは彼の攻略法を伝授された。それは血液製剤メーカーと彼との癒着だ。カッター社、現在のバイエル社の内部文書の中に、アーロンソンがカッター社の研究員に対して「どうせ私はカッター社の卑しい下僕ですから」といって卑下するくだりが記載されているものがあった。だから製剤メーカーの利益のために、ＦＤＡの担当官だったアーロンソンはＣＤＣからの科学的メッセージをすべてごみ箱に捨てたのだ。これと同じことが、わが国の厚生官僚と血友病専門医にもあったことは十分に考えられる。そのよい例がすでに話した松村だ。

東京も大阪も民事は実質的には勝訴するが、これではＦＤＡは動かない。日本では厚生省生物製剤課と安部が彼の役を演じていると思うが、アメリカにも日本にも、システム・エラーがある。アメリカの場合で考えれば、ＣＤＣはエイズの情報を入手し、解析して、その結果から必要な勧告を出す。しかし、それには法的拘束力はない。つまり、製剤メーカーに対して対処の仕方を命令できる規制権限がない。規制権限があるのはＦＤＡなのだが、その担当者によって今回のように、対応の仕方がまったくちがってくることがある。だから、ＣＤＣとＦＤＡをいっしょにしたような行政組織が必要だと思う。当然、日本にもだ。それでも癒着があったのではどうしようもないが……。

ここで問題なのは、エイズウイルスと同じように、自分たちが生き延び繁栄するために、キーマンをターゲットにすること。だから、組織そのものが完全に機能しなくなる。癒着といえば、一九八三年のＷＦＨ総会のとき医学委員会の委員長として、あの勧告を仕切ったシェルビー・ディートリッヒもそうだった。

これは東京ＨＩＶ訴訟の弁護団がその裁判の中で明らかにした。彼女はミドリ十字の米国子会社アルファ社の援助で極秘裏に自分の病院をつくろうとしたのがばれて、勤めていた病院を解雇された。彼女はアルファ社から病院をもらうという私利私欲のために、大勢の血友病患者の命を犠牲にした。弁護団は『薬害エイズ原告からの手紙』の中で、「日本でも、血友病専門医の行動を一番近くでよく見ていた患者は知っています。規模の大小はあるにせよ、患者の命を売り渡して自分の医院の開業資金や法人化の資金にしたり、病院で自分の地位を高めるために資金的に貢献したという箔を付けたり、金や地位の欲に目がくらんだそんな医者たちを、加害企業は汚染製剤の在庫が無くなるまでとことん利用して、莫大な利益を得たのです。この薬害の根っ子になる営利主義の一端を、被告側が呼んだ証人が逆に明らかにしてくれたわけです」と述べている。国と製剤メーカーはアメリカから証人としてディートリッヒを呼んで、一九九二年十一月に証言させたが、かえって藪蛇になってしまったのだ。

ＦＤＡのアーロンソンにしても専門医のディートリッヒにしても、あまりにもひどすぎる。ディートリッヒといえば「全国へモフィリア友の会」会長の北村千之進が一九七九年二月下旬、ホーム・インフュージョン、つまり自己注射療法の先駆的指導者としてロサンゼルス整形外科病院に彼女を訪ねていた。

あの友の会会報では、北村をディートリッヒのところへ案内したのはアルファ社の社員だった。当時ミドリ十字の社長だった内藤良一は北村の友人だから、そういう便宜をはかってくれたのだろうが、北村も血液製剤メーカーや医者と癒着があったようだ。

一九八六年八月二十三日付の『毎日新聞』夕刊のヘッドラインは《血友病の全国組織　エイズ禍のあとに内紛》、《会長創設の研究財団に血液製剤二社寄付で》となっている。問題の財団は血液疾患研究の目的で、北村が理事長になって、昨年十月一日発足した「愛知血液疾患研究財団」（名古屋市守山区）で、役員は北村以外は全員医師と医大教授、顧問は当時、民社党の春日一幸と自民党の海部俊樹だった。この財団にエイズウイルスで汚染された非加熱濃縮製剤の製造販売をしていたミドリ十字が五〇〇万円、トラベノールが一〇〇万円の寄付をしていた。このときまでに国内で確認されたエイズ患者一六人のうち八人が血友病患者で、いずれも米国人の血液を原料にして製造された非加熱濃縮製剤が原因と考えられていた。ということで、東京の血友病患者の会「東友会」を中心に「われわれをエイズの恐怖にさらした企業から寄付金をもらうのは許し難い」という強い非難がでた。また愛知県の血友病患者の会で、一九六七年に創立され、会長は初代から北村である「鶴友会」の会報に《鶴友会二〇周年を迎えて》と題して、トラベノールやミドリ十字の社長のあいさつが掲載されたことも会長の不信を買ったとあった。

これに対して、北村は「寄付金は私個人が受けたわけではなく、あくまでも財団のもの。友の会のためを思って財団を作ったのだから、そんな批判を受けるいわれはない。今後も財団の発展にまい進する。八月二十四日の二十周年全国大会は、会長の私が承認していない。一部の反乱分子が勝手に開くもので、無効」と反論し、各地区の会長に「大会は延期する」との文書を郵送した。しかし、東友会会長で、弁護士の保田行雄は「大会の開催は理事会で決定されている。私は全国会の副会長でもあり、予定通り開く。今回のことは会員の気持を踏みにじった行為で許せない。場合によっては会長を辞めていただくことも考える」と強気の姿勢をみせている。

一九八三年八月十四日に開かれた全国会の拡大理事会で満場一致で承認された厚生大臣への要望書も北村が勝手に改ざんしていた。結局、この人は「全国へモフィリア友の会」の法人化のために特別会計を設けて貯めていた資金のうち一〇〇〇万円を使途不明のまま支出したということで、一九八七年三月に会長を解任される。彼も含めて、表向きには血友病患者のためといいながら、ほんとうのところは私利私欲のためと思われるケースがあまりにも多すぎる。

先程名前の出てきたアルファ社だが、この国際会議ではアルファ社の元社長だったトマス・ドリースも話している。ドリースは一九七三年から一九七八年まで、アボット社の血液事業部門のゼネラル・マネージャーだった。一九七八年にミドリ十字の内藤良一からアボット社買収の話があり、アルファ社が設立される。ドリースはそのときから、一九八三年十一月に解雇されるまで社長だった。この人の話もとても興味深い。以下にそのいくつかを示す。

「アボット社では新しい検査法を採用しましたが、他の企業は採用しませんでした。実際ミドリ十字社は一九八〇年あるいは一九八一年まで、古いＣＥＰ法を使っていました。私は良き友人でもあった内藤博士に、どうして時代遅れの検査法を使っているのかと尋ねました。すると、『肝炎が見つかることが少なくてすむから』という返事でした。これは、もちろん本来の目的からはずれています。検査の目的は、もっと多くの肝炎を見つけて、血液提供者から排除することにあります。こういう考え方がミドリ十字社の過ちであり、同業他社の過ちであり、同時に、FDAや厚生省の過ちでもあったと考えます。可能な限り最良の検査法を主張するべきだったのです」

CEP法というのはきわめて不正確な第二世代の検査法で、新しい第三世代検査法と比べると、肝炎ウイルスの検出率がとても低い。その分、汚染された血液を原料として使うことができたので、メーカーにとっては好都合だった。法律の網の目をくぐるというか、いやしい手口だ。そのために、血友病患者の多くが肝炎ウイルスに感染させられてしまったと考えるとやり切れない。そして、結局、同じことが薬害エイズでも行われた。

ドリースの話に戻る。

「一九八二年十一月、私はアルファ社にいて、エイズのことを耳にするようになりました。早速、『MMWR』(疾病週報)の報告を読みました。おそろしい新種の病気で、死亡率は一〇〇%、六カ月ごとに患者数が倍増している、という話も聞きました。そういう状況から、どんな重大な事態であるか、天才的学者でなくてもわかります。そしてCDC(疾病予防センター)は、その重大な事態は原料血液や血液提供者に生じていると明らかに信じていました。

アルファ社ではＣＤＣの勧告を取り入れ、一九八二年十一月に開かれた第一回の会議以降、直接質問法を採用し、ＣＤＣが勧めた代理テストの検討もはじめました。ここで重要な点があります。ＣＤＣは世界でもっともすぐれた疫学グループですが、強制力は持っていませんでした。規制を作ることができないのです。しかし、ＦＤＡにはできます。つまり、ＣＤＣがいくら勧告し続けたとしても、ＦＤＡが聴く耳を持たなければ、あるいは今回のように分画業者や血液・血漿収集者が聴く耳を持たなければ、事態は何も変わらないのです。これは正さなければならない間違いであり、ＣＤＣの勧告を強化する必要があると思います。

私たちがＣＤＣの勧告に応えて直接質問法を実行し、代理テストの検討をはじめたとき、私はミドリ十字社から非難されました。ミドリ十字社で働いた六年間で非難されたのは、これを含めて二回だけです。そのときの非難は『あなたは安全性に関して積極的すぎる』というものでした。安全性に関して積極的すぎる、などということがありえるでしょうか」

何といっていいのか、言葉がない。人間にとってもっとも危険なものは他人の血液だ。その血液を取り扱う血液製剤メーカーの内部で、「安全性に積極的すぎる」といって非難されるなんて、ありえない。これが事実だとすれば、薬害エイズは起こるべくして起きたといえるし、ミドリ十字の体質は本質的には変わらないということだ。

フランシスが彼の講演の中で、「即座に対応策を講じた血漿分画業者はたったの一社、アルファ社だけでした。アルファ社は一九八三年一月に行われたアトランタ会議で、すべての供血者に対して積極的に面接を行い、過去に感染の危険性のある行動をしていないかどうかの確認作業を行っていると発表しました。そして間もなく、一週間に約一〇〇人単位で、過去に供血をしていた男性同性愛者を供血対象から除外していると報告してきました」といっていることからも、ドリースの話は信用できる。代理テストというのはB型肝炎検査のことだが、検討をはじめたときにミドリ十字から非難されて、結局、できなかった。それと、理解できないのは代理テストを使いたいという申請に対して、FDAから「代理テストを使用してはならない」という返事がきていること。これにもアーロンソンが絡んでいるのだろうか。

さらにドリースの話。

「私たちアルファ社は、この競争の先頭に立とう、CDCに遅れないようにしようとしていました。ところが、FDA、被告となっているアーマー社やバクスター社、カッター社など、他の分画業者はそうではありませんでした。彼らはわざとゆっくりと行動し、危険が迫っているのを見ようとしなかったのだと思います。お金がかかるので、問題が過ぎ去っていくことを望んでいただけでした。しかし結局、彼らはもっと巨額のお金を支払わねばならないハメになったのです」

こういうことだったんだろうな、という想像はしても、想像と事実では大ちがいだ。人の命や健康を犠牲にして金儲けをすれば、何倍返しにもなることはわかっているだろうに。人間というのはいつまで経ってもバカだ。

ドリースはＦＤＡや厚生省と製薬業界をつなぐ「回転ドア」を止めるということも話している。つまり、政府で規制を作っていた官僚が退官して、かつて規制していた製薬会社に就職できるような状況があるかぎり、こうした悲劇は起こるといっている。このことはわが国でも絶対に必要なことだ。実際にミドリ十字では、一九八三年当時の社長で、禁錮一年六カ月の実刑判決を受けた松下廉蔵は厚生省薬務局長から天下っている。そして、当時の厚生省薬務局長はかつての部下、持永和見だった。こういうことでは何をかいわんやということだ。

ところで、この国際会議で、もっとも興味深い講演をしたのはオランダのキース・シュミット（オランダ血友病協会の責任者）だった。演題は「世界血友病連盟の歴史と問題点」だ。世界血友病連盟、つまりＷＦＨとは何か、その正体がわかった。シュミットはストックホルムで開催された一九八三年のＷＦＨ総会にも出席していて、あのときの決議文にスイスの血友病専門医と二人で反対した。彼の話によると、ＷＦＨは一九六三年、コペンハーゲンで設立された。カナダのフランク・シュナーベルの提唱で、創設時から一九八九年に血友病とエイズの合併症で亡くなるまで、彼がＷＦＨの会長だった。ＷＦＨの目的は「血友病と関連疾患の患者に対し、可能なかぎり援助を行ない、これらの疾患に起因する科学的、技術的、社会的、倫理的なあらゆる問題解決に向けて貢献すること」らしい。ほとんどの西ヨーロッパ諸国では、血友病協会の会員は血友病患者とその両親および配偶者に限られている。ところが、WFHでは、その会員資格は医師や製剤メーカーの代表者にも開かれていて、厳密には患者団体とはいえないということだ。私はこの文章を読んだとき、ストックホルムでのWFH総会の決議があのようになってしまった原因の大半がわかったような気がした。

WFHの予算の中で会費の占める割合は一〇％未満で、そのほとんどが製剤メーカーからの寄付ということだ。シュミットは講演の中で、「WFHの活動は大部分、血液加工業界の後援により成り立っています。企業は青少年のキャンプを経済的に支援し、定期出版物に助成金を支出し、教育資料を提供し、会議の費用を出し、第三世界でのワークショップを組織することなどをサポートします。七〇年代にはすでに、企業からの資金に依存し過ぎているという批判がWFHには寄せられていました」といっている。だから、製剤メーカーの意向や発言力が強くなっても仕方がないのだ。

この発言のすぐあとで、シュミットは「八〇年代、フランク・シュナーベル氏は『業界から経済的支援を得ていようともWFHは完全に独立している』と主張していました」と話しているが、そんなことは絶対に無理だ。それから、アメリカ血友病財団、NHFの会長だったチャールズ・カーマンがストックホルムの総会で、血液製剤メーカーを批判した人々に対して「業界を批判するな、さもなければ、凝固因子製剤がなくなってしまう」といったらしい。だから、ほんの少しでも決議文に批判的だった出席者は、多かれ少なかれ自分たちの仲間の一人から脅されたように思ったということだ。そういうことで、シュミットは「これで、血友病患者と血液病専門医と製薬業界の代表者の取り合わせで成り立っていた組織であるWFHの利害対立が露呈したのだと思います。当時、WFHの中で、もし血友病患者がもっと発言力を持っていたなら、一部のHIV感染は防ぐことができたでしょう」といっている。私もそのとおりだと思う。

シュナーベルの死後、カーマンがWFHの会長になるのだが、カーマンにも問題があった。次はそのことに関連するシュミットの講演の一部だ。

〈チャールズ・カーマン氏が八〇年代初期から会長をしていたNHFの血友病とエイズに関する意思決定過程での役割について、かなりの論争がありました。九〇年代の初めには、アメリカの血友病患者は新しい組織を作りました。一万人委員会（COTT）とマイケル・ローゼンバーグ氏率いる血友病・HIV友の会（ピア・アソシエーション）でした。ローゼンバーグ氏は日本を何度も訪れているので、ご存知の人も多いでしょう。

COTTと血友病・HIV友の会はNHFの年次総会と血友病医療シンポジウムにデモを行ったり、業界と緊密に仕事をしている医師たちを「恥のリスト」にして公表したりもしています。何人かの医師たちは血友病患者のHIV感染に責任のある製薬企業に味方して、裁判で証言しているのです。そういう証言をすることで、医師たちは自分たち自身の患者に敵対する行動をとってきました。このように九〇年代の初めには、アメリカの血友病患者社会内で、かなりの「利害対立」が見受けられました。医師やNHFに代表される血友病患者も、第八凝固因子や第九凝固因子製剤の製造業者にあまりにも接近しすぎていたのです。

九〇年代初頭、チャールズ・カーマン氏はそれまでの仕事を辞め、製薬企業の血液加工業界のためのコンサルティング会社を設立しました。つまり、彼がWFHの会長であった同じ時期に、彼は自分の会社で製薬企業と仕事をしていたのです。さらに、彼がヨーロッパの血友病協会に相談することなく、ヨーロッパの血友病問題に関与していただけでなく、アメリカで業界の代理として血友病社会への経済補償に関する交渉を行っていたことも判明しました。これは深刻な利害対立です。血友病患者としてWFHの会長でもある人が、業界の側で働いていて仲間の血友病患者と経済補償の金額について交渉しているわけですから。〉

カーマンはNHFとWFHの会長として、アメリカはもちろん世界中の患者をサポートする立場にありながら、血友病専門医や血液製剤業界とのパイプを利用して、私腹を肥やしていた。体質としては「全国ヘモフィリア友の会」会長だった北村千之進と同じだ。結局、カーマンも一九九三年、ミラノで開催された会議でWFHの会長を辞任させられる。

シュミットの話によると、その後、WFH副会長のピエール・マヌチも辞任させられている。彼は発展途上国での血友病治療の前進に指導的役割を果たして、とても人気があった。しかし、フランスで薬害エイズの責任を追及されていた医師が投獄されると、彼を擁護する手紙を一九九三年に学術誌『ランセット』に送った。それもＷＦＨの副会長として。そのような行為は許されないということだ。

それは血友病専門医ジャン＝ピエール・アランの件だ。彼はフランス国立中央輸血センターの薬剤研究開発部長で、二年の刑に服している。「毒殺罪」という重罪ではなく、「製造物の表示を偽った詐欺」という軽罪での告訴だったが、血液事業の責任者に対する実刑判決は衝撃的で、わが国の刑事訴追の動きを促したといえる。

薬害エイズにおける世界の動きを調べてみると、全体像が見えてくるが、つくづく人間とは浅はかで、恐ろしい生き物だと思う。結局、患者団体の代表にしても、医者にしても、官僚にしても、みんな血液製剤業界の手のひらで金の力によって操られていたとしか思えない。非加熱濃縮製剤による治療が当時のグローバル・スタンダードだったといっても、それも製剤メーカーの思わくがあっての話だ。それで被害者はエイズで死んでいくのだから、この上ない悲劇だ。

第十一章　安部英は本当に無罪か

『薬害エイズ国際会議』を私に紹介してくれた、弁護士が、その時いっしょに『薬害エイズ訴訟の証人医師として　真実を直視する』という本も教えてくれた。この本の著者は香川県赤十字血液センター所長内田立身で、二〇〇六年十月、悠飛社から出版された。

血友病患者のエイズ発症者がはじめて認定されたのは、すでに話したように、国内第一号のエイズ患者の発表から二カ月後の一九八五年五月三十日だった。このとき新たに五人がエイズと認定され、そのうちの三人が血友病患者で二人は男性同性愛者だった。三人のうちの二人は帝京大症例で、一人が福島県立医大の症例だった。内田は当時、福島県立医大第一内科の助教授で、この患者の治療を担当していた。専門は血友病ではなくて、血液学ということだ。安部が業務上過失致死罪で起訴された患者を治療していた当時の血友病の治療法が帝京大と福島医大ではまったくちがっていた。つまり、帝京大では、依然として非加熱濃縮製剤を使用していたのに対して、福島医大では加熱濃縮製剤を使っていた。どうしてこのようなことになったのか。それが問題なのだ。

内田は検察から二度、福島医大の症例について法廷で証言するように依頼される。最初は東京地裁で裁判が進行しているとき。しかし、このときは断った。内田はもともと香川県坂出市の出身だったから、安部の裁判が行われていた頃は高松市の赤十字病院に勤務していた。仕事を休んで、東京まで足を運び、法廷に立つだけの余裕がなかったのと、安部に対する遠慮があった、ということだ。

内田は安部の逮捕について、次のように書いている。

〈一九九六年八月二九日の早朝、東京地検の係官が東京・世田谷区にある安部医師の自宅に赴き、任意同行を求めた。東京地検は取り調べを行った後、安部医師を業務上過失致死で逮捕した。容疑は、非加熱製剤とエイズ感染の関係を知りながら、一九八五年五月から六月の間に非加熱製剤を三回使用して、男性患者にエイズを感染させ、死に至らしめたというものであった。

わたしはテレビで安部医師の逮捕を知って衝撃を受けた。自宅から連行される安部医師の姿を見たとき、医学会の大御所が逮捕されることなど本当にあり得るのかと思った〉

安部は二〇〇五年四月二十八日に亡くなる。そのときの思いを次のように綴った。

〈訃報記事にも明記されているように、安部医師は長いあいだ血友病研究の権威といわれてきた医師である。特に血液凝固の専門家で、日本血栓止血学会の生みの親でもある。

わたしの専門が血液学であった関係で、安部医師の名前は以前から知っていた。講演を聴いたり論文を読んだことも度々ある。

さらにわたし自身、福島県立医科大学（以下、福島医大）でエイズに感染した血友病の患者さんの壮絶な死と向き合った体験があり、安部医師が法廷に立たれて以来、わたしは裁判の行方に強い関心をもっていた。外国の医学誌に掲載された論文を通じて、当時、非加熱製剤の危険性を認識していたわたしは、安部医師が行った医療内容が明らかになるにつれ、安部医師に有罪判決が下るかどうか強い関心があった。

ところが第一審の東京地裁は、安部医師に対して無罪をいい渡した。検察はただちに控訴して、裁判は東京高裁へ舞台を移したのであるが、その後、安部医師が体調を崩して裁判の持続が困難になり、二〇〇四年四月に裁判そのものが打ち切られたのである。『朝日新聞』の記事でも述べられているように、安部医師は脳血管障害による認知症に加えて心疾患などを併発していた。

これらの所見は精神鑑定の結果であった。裁判長がみずから安部医師に面談して、最終判断を下したのである。これにより安部医師は、公判の打ち切りによる無罪になった。

それから約一年後、医療史に問題を残したまま、安部医師はこの世を去った。享年八八歳であった。

かつては学会の大御所として名を馳せ、権威を振りかざした学者が、人生の終りになってバッシングの嵐を浴びたことに、わたしは同情を禁じ得なかったが、同時にそれもいたしかたないのかもしれないと考えたりした〉

内田のこういう文章から考えると、東京地裁の無罪判決には納得していないようだ。だから、東京高裁に裁判が移ってから、二度目に証言を依頼されたときには承諾したのだ。

内田たちが治療した福島医大の血友病患者について、説明しておく。本の中では山田ということになっている。

山田は二十七歳の男性で、血友病Aの患者だった。開業医のもとで非加熱濃縮製剤による治療を受けていたが、一九八五年三月九日、呼吸困難と発熱により救急車で福島医大病院へ運ばれてきた。ベッドに横たわった山田は苦しそうに顔をゆがめていた。まず、マスクによる酸素吸入が行われた。肺のレントゲン写真は一面真っ白で、呼吸するところがほとんどなかった。重症の肺炎と診断して、いろいろな抗生物質を投与したが、症状は一向に改善しない。肺炎にはちがいないが、普通の肺炎とはちがうと感じていた。直感的に普通の病気ではないという予感はあった。真菌症や肺結核の可能性も考えて、さまざまな治療を試みたが、呼吸困難はますますひどくなる。入院一週間目には集中治療室へ移り、人工呼吸器を装着。高齢者が肺炎になったのであれば、命にかかわる。しかし二十七歳の山田であれば、集中治療に入るまでもなくたいていは回復する。だが、山田の容態は悪くなる一方で、なすすべがない。症状が改善する兆しはまったくない。エイズではないかという漠然とした疑いはあった。四月に入ったころの検査で、正常値が三五%から四七%であるヘルパーT細胞の割合が、山田は六・九%しかなかった。しかし当時、エイズはほとんど関心のない病気だったし、一般には抗体検査すら行われていなかった。入院から一カ月以上が過ぎた四月十七日、山田は急性呼吸不全と原因不明の肺炎で亡くなった。息を引き取ったあとも苦痛の表情のままだった。死亡の正確な原因を究明するために、病理解剖することになった。その結果、すさまじい病変が発見された。サイトメガロウイルス肺炎を起こしていて、呼吸のできる部分がほとんどなくなっていた。さらにサイトメガロウイルスは副腎、食道、胃など全身に広がっていたし、カポジ肉腫も疑われた。解剖を担当したドクターは「このようなひどいのは見たことがない」といった。エイズ死というのは、かくも凄まじいものなのだ。

私はこの本を読んで、いまさらながら、エイズの恐ろしさを実感した。内田は京都大学の先輩で、熊本大学内科教授の高月清に電話で山田の病歴を説明した。そうすると、「それはエイズではないですか」ということで、山田の抗体検査が熊本大学で行われることになった。四月下旬に結果がでて、陽性だった。これで山田のエイズが確定する。感染源は血友病の治療に使われていた非加熱濃縮製剤、と内田は考えた。以上が福島医大症例のあらましだ。

重要なのはここからだ。それは、山田の死を経験した内田たちが血友病の治療法をどのように変更したかということである。それについて内田は、次のように述べている。

〈山田さんの死を機にして、血友病の患者さんに対して、どのように対処すべきなのかを判断することが、わたしたちの重要な課題になった。結論から先にいえば、非加熱製剤は使えないという考えで一致した。山田さんの死があまりに壮絶だったので、わたしに関していえば、非加熱製剤に対して凶器のようなイメージすらいだいた。病理教室から届いた病理解剖報告書はまさにその壮絶さを物語っていた。非加熱製剤を使用すれば、再び同じ悲劇を繰り返すだろうという強い懸念があった。

ちなみにわたしは非加熱製剤を使わないという判断は、医師として極めて当然だと考えていたので、同じ時期に帝京大学の安部医師の下では、非加熱製剤の使用が続けられていたことなどは想像もしなかった。後にそのことを知って、まさに仰天したのである。

山田さんが亡くなったころは、ちょうど加熱製剤の臨床治験が行われていた時期である。ミドリ十字社など、数社の製薬会社が開発を進めていた。この事実は、非加熱製剤を危険とする見解が広がりはじめていた証といえよう。

元々、加熱製剤の開発が始まったころは、加熱により肝炎ウイルスを排除することが目的であったが、その後、エイズウイルスにも効力があることが分かった経緯があった。

第Ⅷ因子は凝固因子であるため、もともと固まりやすく、処理が難しかったが、一九八三年ハイランド社が加熱処理した第Ⅷ因子を開発し、一九八四年には、肝炎ウイルスをのぞくため、低温殺菌が行われるようになっていた。エイズウイルスについては、分離が成功したあとの一九八四年一〇月、ＣＤＣとカッター社が加熱処理により死滅することを明らかにして、加熱製剤への切り替えをうながしていた。わたしたち福島医大の医師も、外国の例にならって加熱製剤を導入することで意見が一致した。異議を唱えた医師はひとりもいなかった。〉

この文章を読んで、私はますます帝京大グループ、つまり安部の治療方針、治療法が信じられなくなった。というのは、安部は壮絶なエイズ死を二人も経験していて、しかも起訴された患者の治療時には、加熱濃縮製剤の治験統括医でもあった。だから、加熱濃縮製剤を手に入れるのもそれほどむずかしくはなかった。一九八三年一月のＮＨＦの治療指針でも、四歳以下の乳幼児と軽症血友病患者およびバージン・ケースにはクリオを優先としている。このときにはまだ、エイズウイルスの抗体検査ができなかったので、バージン・ケースとなっているが、一九八五年には安部さんは問題の患者がまだ抗体陰性であることを知っていた。つまり、バージン・ケースと同等であり、また抗体陽性はウイルス・キャリアと認識されていた。にもかかわらず、非加熱濃縮製剤を使用したのはなぜか。私にはまったく理解できない。

当時は臨床試験の制度はいまほど厳格ではなくて、治験中の薬剤でもサンプルとして使用することができた。安部であれば、内田よりももっと簡単に入手できたはずだ。

内田たちは加熱濃縮製剤の使用については徹底している。救急外来などで、他の医師が診ることがある。その医師が誤って非加熱濃縮製剤を使わないように患者のカルテには、次のような但し書きを付けていた。

《外来の先生へ

第Ⅷ因子濃縮製剤を投与するさいはＣＰ８（加熱処理第Ⅷ因子）を必ず用いて下さい》

ＣＰ８というのは熊本の化血研が治験中だった加熱濃縮製剤だ。さらに福島医大の関連病院の血液担当の医師に対しても、非加熱濃縮製剤の危険を知らせ、絶対に使用しないように指導した。それほど、山田の死がショックだったのだ。

帝京大とのちがいがますます鮮明になる。同じような経験をしても、その後の対応にこれほどの差が出ることは一般にはあまり考えられない。それでもなお非加熱濃縮製剤を使いつづけた安部は血液製剤業界と癒着があったと考えられても仕方がない。

安部が逮捕された翌日、一九九六年八月三十日の『毎日新聞』朝刊には次のような文章があった。

〈厚生省によると、クリオの年間販売量は七八年がピークで、同年、非加熱製剤が承認されてからは年々減少。ところが、非加熱製剤の自己注射に保険適用が認められた八三年を最低に、八四年には一転して、前年の三倍近くに急増。非加熱製剤によるＨＩＶ感染を恐れ、血友病専門医の間では安全なクリオへの転換を図る動きが広がっていたことを物語る。〉

ということは、内田以外にも非加熱濃縮製剤の危険性を察知して、クリオに変えた医者がいたということだ。

それで私は日赤血液事業部の「血液事業の現状　昭和五八年、五九年統計表」を調べてみた。すると、全国の血液センターから供給されたクリオは、一九八三年の一五三〇本から一九八四年には四四八五本と、ほんとうに約三倍に増えていた。大きく増えていたのは、北海道、旭川、東京、神奈川、三重、京都、香川、福岡の各血液センターだった。やはり特定の医療機関がエイズの危険性を考慮して、クリオの使用を増やした可能性はある。だが、そういう医者は安部の支配下にない血友病専門医とか、血液製剤業界と癒着のない内田のような医者だったのであろう。

内田と安部は福島で一度出くわしている。それも学会の演者と座長として。それは福島市で一九八六年四月下旬に開催された「第四八回日本血液学会総会」の二日目だ。内田さんが『血友病とＡＩＤＳ』というタイトルで教育講演を行った。そのときの座長が安部だった。安部は自分たちが依然として非加熱濃縮製剤を使っていた時期に、内田たちがエイズの感染を予防するために加熱濃縮製剤を使用していたことを聞いて、どのように思っただろうか。

教育講演でははじめと終わりに座長の言葉があるのだが、当時から二十年の歳月が流れていることもあって、内田は安部の言葉を覚えていないということだ。しかし、まさか自分の裁判の証人として内田が出てくることなど、想像もしなかっただろう。いや、それ以前に、告訴されて、逮捕されることなど考えもしなかったと思う。

いよいよ証人尋問だ。そのはじまりは二〇〇〇年四月だった。東京地検の青沼検事から、一九八五年の福島医大のエイズ死症例について事情を聴取したいという電話がかかってくる。それから内田と青沼のやり取りがはじまる。五月十八日、青沼が高松赤十字病院に内田を訪ねてくる。そのとき、内田は青沼から、「先生、血液製剤を非加熱から加熱へ切り替えた経緯を法廷で証言してくれませんか」と依頼される。しかし、このときはずいぶん昔のことで、詳しいことは忘れているし、仕事は忙しかったし、安部に対する遠慮もあって、断った。二〇〇一年三月二十八日、東京地裁は安部さんに無罪をいい渡す。その後すぐに青沼は高松赤十字病院に来て、内田さんに裁判の結果を報告する。このとき、内田は証人として出廷しなかったことを後悔した。検察が上告し、二〇〇二年十一月、東京高裁での審理がはじまる。その後まもなく、青沼が高松赤十字病院の内田を訪れて、「判決の中で福島医大の臨床例は、あまり重視されませんでした。不本意なので控訴しましたが、今回は是非とも先生に法廷で証言していただきたいのです。引き受けてくださいますね」と、有無をいわさぬ口調で要請した。今度は内田にも異議はなかった。だが多少の葛藤はあった。血友病の大家を犯罪者として立証しようとしている検事を援護することはできれば避けたい。しかし、自分が証言しなければ薬害エイズの真実が永遠に闇の中に葬り去られかねない。その後、日赤本社も問題ないということで、内田は二〇〇三年一月二十一日、証人として出廷することになる。

ところが、証言の日時が決まった二〇〇二年の暮れ、安部の弁護士から電話があって、公判をスムーズに進めるために事前に面談してほしいといわれる。面談が禁じられていないことを知って、内田は弘中惇一郎ら三人の弁護士と坂出市の自宅で会う。そのとき、内田は、弘中が事件の経緯を完全に把握していると思った。それで、相当の準備をしないと大恥をかくと考えて、その日から法廷に立つ日まで、一夜漬けの試験勉強のように頑張ったということだ。だから、検察は帝京大の木下と松田にも、あれほどの時間をかけて、証人尋問の準備をしたのだろう。

さあいよいよ一月二十一日、証人尋問の日がやってきた。このときの証言を内田は次のように回想している。

〈法廷に入ると、傍聴席はすでに満員だった。記者席も埋まっていた。証人台に立つと、緊張のあまり声が出なくなったり、質問が理解できなくなったりする人もいるそうだが、わたしは被告ではないので、それほど激しい緊張はなかった。傍聴席を気にせず検事や弁護人からの質問を裁判長に向かって答えるように注意しながら、割り切った気持で臨んだのがよかった。

最初に青沼検事からわたしに対して尋問があった。シナリオどおりに答えればそれでよかった。まず、医療に関する経歴などを尋ねられた。

「専門はなんですか?」

「血液学です」

「どういう学会に所属していますか?」

「日本血液学会と日本輸血学会の評議員……〉

このような問答が続いた。

〈「昭和五一年から平成二年までのあいだ福島県立医大に勤務されていましたが、その付属病院ではどのような立場にあったのですか」

わたしは自分が貧血や白血病など血液の病気を中心に臨床を行っていたこと、その関係で血友病患者の診療も担当していた旨を説明した。

「血友病患者は、当時、何人ぐらい入院していましたか？」

「入院というよりも、四、五人の方が通院されていました」〉

このあたりのやりとりはいわば証人尋問の前奏に過ぎない。もっとも肝心な部分は、非加熱製剤から加熱製剤に切り替えた時期と理由である。

当然、福島医大におけるエイズ第一号患者の死に至る経緯を証言しなければならなかった。救急車で運ばれてきた患者さんを検査したところ、肺のレントゲン写真が真っ白になっていたこと、原因が分からずに抗生物質を次々と切り替えたが、病状が悪化の一途をたどったことなどを証言した。

〈改めていうまでもなく、病理解剖の結果に大変な衝撃を受けたことも話した。衝撃があまりにも大きく、わたしは直感的に非加熱製剤は危険だと判断して、ただちに使用を中止すると同時に、関連機関へも同じ措置を取るように通知したのである。

外国の文献を読みあさって、自分の推論が正しかったと確信したのは、それからである。文献で危険性を知ってから、血液製剤を切り替えたのではなく、患者さん自身が非加熱製剤の危険性を教えてくれたのである。

青沼検事からの尋問は、滞りなく終了した。まさに打ち合わせどおりだった。しかし、問題は安部医師の主任弁護人・弘中弁護士からの尋問だった。

弘中弁護士は、福島医大以外の一般病院では、非加熱から加熱への切り替えがなされていないという主張を組み立てようとしたようだ。それにより、安部医師が血液製剤の切り替えをしなかったことは、当時としては誤りではなかったという論理を導きだそうとしていたのではないかと思う。確か次のような意味の発言をした。自宅にお見えになったときと同じように、このときも、

「当時の血友病の専門家は、非加熱製剤を使うことを是としていた。米国のCDCはそういうガイドラインを出しているが、それをご存知でしたか?」

わたしは権威ある機関がどのような指標を出していたかを基準にして、物事の是非を問うのは、研究者の態度ではないと思う。というのもガイドラインは絶対的なものではないからだ。たとえばダイオキシンの安全基準にしても、研究が進むにつれて見直されてきた。状況に応じて判断することは、むしろ当たりまえといえよう。

それにCDCのガイドラインそのものについても、弘中弁護士とは見解が異なった。CDCのガイドラインは、血友病治療のガイドラインであって、エイズ感染を防止するためのものではない。血友病だけを特定して、どのような治療をすべきなのかを明記したものと考えられる。

医師として大切なことは、自分の眼で患者さんを診察して、治療上の不具合を発見したならば、その場で改めることである。それが医師の常識である。ガイドラインもその時々の状況の変化に備えて変えるのはあたりまえだ。

エイズの正体がよく分からなかった時代には正しいガイドラインであっても、研究が進めば状況は変わる。常識的に考えて、明らかに顕著な状況の変化に安部医師が対応していたかどうかが問われているのであって、ガイドラインがどうであったかは、二次的な問題に過ぎないのではないか〉。

さらに弘中弁護士は、次のような意味の質問をした。

「当時の血友病の専門家に、治療の内容を相談しましたか？」

と、いって次々と専門医の名前をあげられた。

「私は当時、血友病を専門とする先生方の患者さんからエイズ患者が出たということを聞いていなかったので、相談しませんでした」

弘中弁護士は、もしわたしが血友病の専門医に相談していたら、非加熱製剤を使い続けるようにアドバイスがあったはずだといいたいのであろうが、たとえわたしが専門医に相談して、非加熱製剤を使うようにアドバイスを受けていたとしても、わたしはそれに従わなかっただろう。

医療倫理の観点からして、弘中弁護士はなおも理解しがたい発言を繰り返した。

「エイズウイルスに感染する事と、エイズで死ぬことは別です。先生はエイズを発症する率をどのように考えていたのですか？」

弘中弁護士の言う発症率についていえば、福島医大で数名の血友病患者の中から一名の発症者が出たことは、発症率が高いといえるし、日本の血友病患者さん四〇〇〇人のうちの三名であれば低いともいえる。

しかし、発症率が低いから非加熱製剤を使い続けてもいいということにはならない。一人でも感染者が出たならば、将来は感染が拡大すると予測して、中止するのが原則である。

質問の順番は定かではないが、福島医大が非加熱製剤から加熱製剤への切り替えを行ったというのは嘘ではないかといわんばかりの発言もあった。福島医大は、化血研からCP8と呼ばれる加熱製剤を購入していたのだが、購入記録を見る限りでは、切り替えの時期が不明確であり、しかも十分な量が購入されていないというのであった。

しかし、福島医大に通院していた血友病の患者さんは、ほんの数人であった。多量のCP8は必要なかった。量的には十分な蓄えがあった。その後、患者さんに対する治療薬のインフォームド・コンセントはどうだったのか、小児科や婦人科、それに整形外科でも加熱製剤に切り替えたのか、さらに病院長も切り替えを了解していたのかなど延々と質問が続いた。

安部医師の弁護士による反対尋問が終わると、今度は河辺裁判長から質問があった。わたしと裁判長の問答はおよそ次のようなものだった。

「エイズは増えていくと思いましたか」

「増えると思いました」

「安部英医師はどういう方ですか」

「血友病の大家です」

「血友病の治療について、当時最も権威があったのはだれですか」

「安部先生です」

「非加熱製剤の危険性を論じた論文は、あなたが執筆したものと、松田信医師が執筆したものがありますが、同じ大学病院でなぜ同じ内容の論文が二つもあるのですか」

「この問題が特に重要だからです」

最後に再度証人尋問をしてはどうかという提案があった。しかし、青沼検事がそれを制してくれた。〉

この日の内田の証言について、各新聞が報道した。一月二十二日付『朝日新聞』の記事は次のようになっていた。

〈薬害エイズ事件で業務上過失致死罪に問われ、一審、東京地裁で無罪判決を受けた帝京大学元副学長安部英被告（八六）の控訴審第二回公判が二一日東京高裁であった。福島県立医大付属病院で八五年四月にエイズを発症して患者が死亡した当時、同大助教授だった内田立身医師が出廷。「悲惨な死を見て、非加熱濃縮製剤の使用をやめた」と証言した。このとき死亡した患者は、帝京大の二例とともに、血友病患者の最初のエイズ発症事例として厚生省（当時）に認定された。同時期に非加熱製剤の使用を続けた安部元副学長とは正反対の治療方針をとったとされ、検察側証人として出廷した。内田医師は、患者の死亡後、ほかに四人いた血友病患者は（当時未承認だった）加熱製剤に切り替えた。医大から医師を派遣している十数カ所の病院でも同様の方針を採らせた。〉

私は何といっても、「医師として大切なことは、自分の眼で患者さんを診察して、治療上の不具合を発見したならば、その場で改めることである。それが医師の常識である。ガイドラインもその時々の状況の変化に備えて変えるのはあたりまえだ」というところが、一番心に残った。血友病の重症者にしても一人ひとりそれぞれ症状にちがいがあるはずだ。それを診て治療するのが、医者の務めだと思う。だから安部の治療が当時のガイドラインやグローバル・スタンダードに則っていたかということよりも、自分の患者をよく診ていたかということのほうが重要だと思う。そういう点からいえば、二三人の抗体陽性者から二人もエイズを発症したことの重要性が見えていなかった。いや、恐らく見ようとしなかったのだと思うが、それがとても残念だった。

発症率が高いとか低いとかいうことは、エイズ発症に関係のない人が頭の中で考えることだ。当人にしてみれば、発症するかどうかは半々だ。それは裁判のための方便としては有効かもしれない。しかし、臨床現場ではとても通用しない。内田もいっているように、現場で、一人でも発症すれば、将来それが増加すると考えて、対処する。つまり、非加熱濃縮製剤の使用を中止する。それが医者として、当然の対応だと思う。

安部には非加熱濃縮製剤の危険性はわかっていたはずだ。一九八三年六月十三日にエイズ研究班ができた直後の六月十八日付『読売新聞』「今日の顔」欄には安部が登場する。タイトルは《厚生省ＡＩＤＳ研究班の班長になった安部英さん》。その中で彼は「疫学データも出ているし、患者の症状によって十分検索できるでしょう。輸入に頼っている血液製剤で感染する危険性もあるので、私としてはもう居ても立ってもいられない」といっている。そんな人が何故、クリオへの転換を主張する大河内に反対したり、彼をエイズ研究班のメンバーから外すよう厚生省に要求したりするのか。それは恐らく血液製剤メーカーからの金の力だろう。メーカー側からすれば、その金はクリオ転換への阻止と非加熱濃縮製剤継続のための袖の下だ。私はそう思っている。

しかし、それを裁判で立証するのは不可能だろう。この内田の証言はジャーナリストの櫻井よしこも傍聴していて、二〇〇三年二月六日号の『週刊新潮』に《臨床医の心を忘れた薬害エイズ》というタイトルのレポートをしている。その中で、彼女は次のようなことを書いている。

「内田医師に、安部氏弁護人の弘中惇一郎氏は、非加熱製剤から加熱製剤に切り替えるのに、血友病専門医がどのような治療をしていたか調べたか、米国の治療についての基準を調べたか、ＨＩＶ感染と発症を分けて考えたか、発症率をどうとらえていたかなどと尋問した。

内田医師は、当時、医学論文などで答えを探したが見当たらないので、臨床医として自分なりの判断を下したと述べている。臨床医として目前の患者の事例から学ぶのは極めて適切、むしろ当然である。それをしなかった安部氏こそおかしい。

患者の死の原因が非加熱製剤だとわかった時、同じ病気で通院してくる患者を前に、臨床医はどうすべきか。各国の事例を調べるのか。発症率が高いか低いか等を吟味するのか。その高低によって他の患者を感染させ死なせた非加熱製剤をまたもや、投与するのか。患者の命や財産を優先する臨床医ならば、内田医師のようにするのが常識である」

櫻井のいっていることはまったくそのとおりだと思う。それに当時のグローバル・スタンダードは血液製剤業界の魔の手に毒された血友病専門医がつくったものだ。内田の治療が正しかったのは、たまたま彼がそのような血友病専門医ではなかったからだ。福島の原発事故でもそうだったが、薬害エイズでも、専門家とは何かということが問われている。

我々はグローバル・スタンダード云々とよくいうが、巨大な多国籍企業や業界全体が利益共同体となって、金の力でそれをコントロールしていることもある。いつも正しい指針を示しているとはかぎらない。それを看破するのは大変だが、注意しなくてはいけない。利益共同体の歯車が回転し出したとき、ヘモフィリア・ホロコーストへの導火線に火がついた。

臨床医として銘記すべきことは、患者を見る、患者から学ぶという姿勢を涵養することだ。医者にそういう姿勢があれば、薬害エイズだけでなく、カネミ油症も水俣病も、まったくちがった展開になったにちがいない。

カネミ油症と水俣病は、適当な診断基準を作って、被害者を切り捨てた。完全に本末転倒だ。本末転倒といえば、東京地裁の永井敏雄裁判長の審理では、医者や学者ばかりの証言が重視され、患者や被害者の視点が完全に欠落していた。二〇〇三年九月十八日、東京高裁での控訴審で、はじめて患者に証言の機会が与えられた。その患者とは凝固第Ⅷ因子の活性が一％以下の重症患者大平勝美だ。彼は「はばたき福祉事業団」の理事長で、血液製剤小委員会の結論や安部に失望していた。

彼の東京高裁での証言の様子をやはり櫻井が二〇〇三年十月九日号の『週刊新潮』にレポートしている。ヘッドラインは《安部裁判・初めての患者証言》だ。少し長いがよくまとめられているので、そのレポートを以下に示す。

〈一九四九年生まれの氏は子供の頃から週二～三回の頻度で関節内出血を繰り返してきた。小学五年生の頃には頭蓋内出血をおこし、命が危ないと言われた。だが、全て、輸血で完治した。一九六〇年当時は血液製剤はなかったが、後遺症はない。

氏が初めて血液製剤を使用したのは一九六五年、東大の安部英氏らの下でのことだ。このときの血液製剤はＡＨＧとよばれる、クリオ製剤よりもひと世代前のものだ。以来、大平氏は関節内出血があっても入院したことがない。血友病治療の歴史の中で、出血の痛みから解放してくれたＡＨＧを得たことは、「画期的な出来事」だったと述べた大平氏に検察官が問うた。

――消化器官や腹膜内の出血をＡＨＦで治療した経験はありますか。

「三回ぐらいあります」

――ＡＨＦで止血が出来ないというような支障や後遺症はありましたか。

「全くありませんでした」

ＡＨＦはＡＨＧのあとに出たミドリ十字のクリオ製剤のことだ。クリオ製剤は血友病の止血効果が十分ではない、したがってＨＩＶ感染をひきおこした非加熱濃縮製剤を処方し続けたからといって、安部医師の責任は問えないとした一審での判断を、大平氏は患者としての体験に基づいて否定したのだ。氏が語った。

「血友病の治療が、本当に出来るんだというのがＡＨＧの登場で（示された）、それが私にとって一番大きな出来事でした。クリオ製剤で自己注射が出来るようになったことは、社会生活の幅が広がったという点で（血友病治療の）第二の転換点というふうに考えました」。〉

クリオ製剤の効能や利便性は、一審判決が強調した非加熱濃縮製剤の効能や利便性に較べて遜色はないということを強烈にアピールしたくだりだ。同製剤の自己注射は八三年二月に保険が適用された。医師の勧めもあって、同製剤の使用はふえていったが、大平氏は九二年まで、クリオ製剤での治療を続けた。例外は緊急用と旅行時のみだった。コンパクトだったため旅行先に携帯したが、氏はこれらの〝例外対応〟での非加熱濃縮製剤の使用でＨＩＶに感染した。

非加熱製剤の恐怖

クリオ製剤を治療の軸にしていた大平氏らにとって、エイズ研究班の血液製剤問題小委員会の報告書は納得がいかない内容だった。同報告書はクリオ製剤では、「頻度の高い関節内出血、筋肉内出血を含めた種々の出血」は「確実な治療が不可能」としたのだ。氏が語った。「（私の認識と）全く一致していません」「クリオで十分。私も含めて仲間はきちっと治療をしてきて、生きてきて、そして社会生活をしてきたわけなんです。もし、（クリオ製剤で）治療が不可能だとしたら、私の存在もありませんし、多くの仲間の存在もなかったわけです。ですからこれは本当に、大変事実と反する報告だと思っています」

クリオ製剤は「アレルギー反応が比較的多く、循環血漿量の増加、フィブリノーゲンの増加及び溶血の問題がある」という報告書の指摘も氏は否定した。

氏自身、一九七〇年から二二年間使用して、体がポッと熱くなった程度のアレルギー反応が一度出たきりだからだ。

その大平氏は、一九八四年八月、非加熱濃縮製剤の恐怖を実感することになる。全国血友病患者会総会が奈良で開催され、久し振りに会った先輩が激やせしていたのだ。本人は以前から体調不調の原因にＨＩＶを疑い、そのことを口にも出していた。友人の面変わりはエイズの危機が身近に迫っていることを実感させた。友人は翌春に亡くなり、大平氏は背中を押されるように以前にもまして行動を起こした。八四年一一月、安部氏主催の第四回国際血友病治療学シンポジウムに出向き、安部氏に告げた。

「私はクリオで自己注射をしていますよ」

クリオで十分治療出来ていると安部氏に言ったのだ。安部氏がクリオ製剤に反対の立場であることを知ったうえでの発言は、血友病専門医の重鎮安部氏に、その強大な影響力を行使してクリオ使用の方向で他の専門医たちに話してほしいと考えたからだという。

会場での安部氏は大層機嫌がよく、「クリオの良さは十分よく知っている」と述べたそうだ。

血友病の権威の驕り

八五年三月二十一日、『朝日新聞』が安部氏の患者二名のエイズ死と帝京大の安部氏の患者の半数近くがＨＩＶに感染している事実を報じた。

〈「朝日の記事、それ以前の八三年、八四年の情報を見て、（エイズは）私たちと同じ治療を受けている血友病患者全体に広がっていくと思いました」

「死の病」と受けとめられていたＨＩＶに半数近くが感染していることを知って、「血友病患者の多くが日本からいなくなってしまう」とも感じたという。

氏の言葉は、当時のＨＩＶに対する恐れを生々しく想起させ、発症率や感染率でＨＩＶを語ることの無意味さをも浮き彫りにした。

「一回しか治療しないのに感染した患者さんもいます。家庭療法で子供さんの治療をしていたお母さんが針刺し事故で感染し亡くなった例もあります」と大平氏。

安部氏弁護人らが一回の注射による感染率は〇・何％であり、確率は低いと強調するのは無意味だと告げる証言だ。

　高裁の河邉義正裁判長の下で、初めて法廷に立った薬害エイズ被害者は、淡々とした証言を通じて、クリオ製剤中心の治療で、患者はしっかり生きてくることが出来ていたことを裁判長に示した。それはまた、「非加熱製剤によって高い治療効果をあげることとエイズの予防に万全を期すことは、容易に両立し難い関係にあった」と決めつけた一審の永井裁判長らの判決の前提が間違いであることをも、明確に示していた。

　安部氏は、二人の患者がエイズで亡くなっていく姿を眼前にしていた。眼前の患者ひとりひとりを救うことに、血友病の権威として君臨した安部氏はなぜもっと力を尽くさなかったのかと質す証言でもあった。〉

　大平は以前から同じことをいっているが、それを法廷で証言した意義は大きい。それにデフォルジェの警告に対する返信でも、「シアトルの血液センターでは十二年間凍結クリオによる自己注射をしているが、問題は何もなかった。クリオでも自己注射はできた」と述べている。安部はエイズ研究班の第一回班会議では塩川の発言に対して「私どもは毎日注射しているからね、これは毒が入っているかもしれないと思いながら注射しなくてはならないんだから、あなたのように待ってなんておれないよ」といっているし、『読売新聞』「今日の顔」欄でも同じようなことをいっている。安部のその後の豹変ぶりには愕くほかないが、その危機感を持ちつづけていれば、今頃は英雄になっていたかもしれない。

ところが、二〇〇三年九月下旬、弁護団が打ち合わせに行って、話しかけても、安部はその内容を理解できなかった。ということで、十一月十七日、公判停止を申し立てた。その結果、高齢に伴う心神喪失により、裁判を受ける能力がないと判断されて、二〇〇四年二月二十三日、東京高裁は公判の停止を決定する。心神喪失状態が解消すれば再開できるが、安部の場合、症状が進行しているので、その可能性は低い。

安部と同じ帝京大症例の部分について、元厚生省生物製剤課長だった松村明仁の無罪が東京高裁で二〇〇五年四月上旬確定する。そこで、安部の弁護団が彼も同様だとして、二〇〇五年四月十二日、無罪判決を求める申し立てを行った。翌十三日、東京高裁は「松村被告に対する検察側主張の過失は行政官としての注意義務違反で、専門医である安部被告とは基本となる具体的事情が違う。松村被告への判決は安部被告に対する判断を左右しない」とし、さらに「松村被告の判決中には『被害者は帝京大病院の患者で、安部被告は厚生省エイズ研究班班長などとして非加熱製剤に関し一般の医師とは格段に異なる情報量を保有できたと認められ、被害者の死亡（要因）については（松村被告より）安部被告の判断が優先されるとも考えられるのではないか』との問題点が挙げられている」と指摘して、「無罪とすべき明らかな場合に当たらないとした公判停止決定時（〇四年二月）の判断を変更する事情は現時点で見いだせず、停止決定の取り消しも控訴棄却の（無罪）判決もしない」という見解を発表した。

二〇〇四年二月二十四日の『毎日新聞』によると、刑事訴訟法上、無罪が明らかな場合には、被告が心神喪失状態であっても公判を停止せずに判決をいい渡すことができる、ということだ。だから公判停止決定の取り消しというのは無罪になることを意味している。これまでの内田や大平の証言などから、控訴審では有罪になる可能性が高かったと思う。

安部はその十五日後の四月二十八日に死亡する。結局、公訴棄却で、被害者には何も残らなかった。

損害賠償を求めた民事訴訟では、被告となったのは国と製剤メーカーだけだった。医師の協力がなければ非加熱濃縮製剤が投与されたという証明、つまり証拠が集められなかった。だから、やむをえず被告から外した。安部の裁判はそこに切り込んで、医者の責任を追及した唯一のものだった。それが彼の死で幕引きとなった。被害者からすれば痛恨の極みに違いない。

検察が押収した安部の日記には、「トラベノール来り。金を収めないことをいう。絶対に優位は与えない」（八三年十一月）とか「トラベノールを血液製剤で日本から追い出せ」（八四年二月）など当時の血液製剤メーカーとの関係が推察できる記述がいくつもあった。それに、一九八二年から一九八四年にメーカーから安部に提供された資金は一億円を超えていた。そういうことは刑事訴訟だったので、わかったのだが、一審では、それでも無罪なのだ。

安部は血友病治療の権威、エイズ研究班の班長や加熱濃縮製剤の治験統括医として最大限の権力を振った。しかし人生の終わり近く、バッシングの嵐の中で、業務上過失致死罪で逮捕され、最後には淋しくこの世を去った。

帯状疱疹の治療薬として承認され、抗ウイルス薬ソリブジンが販売された。しかし、その直後からフルオロウラシル系抗がん剤との併用で一五名の死者が出て、一九九三年に社会問題となった。このソリブジン薬害やＨＩＶ感染問題をきっかけとする一九九六年の薬事法改正で治験統括医制は廃止された。

エピローグ——薬害エイズの真相と教訓

一九八三年六月にエイズ研究班ができたとき、その時点ですぐに非加熱濃縮製剤による治療を中止して、クリオに替えるとか、あるいはアメリカから加熱濃縮製剤を緊急輸入していたら、エイズへの感染はどのくらい減っていたのだろうか。別のいい方をすれば、一九八三年六月の時点で、すでにどのくらいの血友病患者がエイズに感染していたのかということである。しかし、それを正確に知るのはむずかしい。

ただ、わが国での血液製剤によるエイズへの感染の平均的な時期は、一九八三年三月中旬という推定がある。血友病患者のエイズ感染者は一五〇〇人ほどだから、この推定が正しいとすれば、エイズ研究班ができた頃にはその半数以上、つまり七五〇人以上はすでに感染していたことになる。当時すでにかなりの血友病患者がエイズに感染していたということだ。だから、これまでにも言及したように薬害エイズの最大の原因は血液行政の失策。つまり国内無償の献血で、血液製剤の自給自足ができていなかったことだ。

このことは国民にはわからない。その釈然としないフラストレーションのすべてが安部に向けられ、そのはけ口となって、彼はマスコミからの集中砲火を浴びた。この集中砲火とあの国内第一号のエイズ患者によって、厚生省は自分たちの失策を完全にカムフラージュした。

問題はこれだけではない。少子高齢化も年金も原発もすべて官僚と政治家の失策だ。しかし彼らの最大の失策はこれらではない。それは地に足がついていない、つまり先進国の中で最低水準となっている食料自給率と世界の国の中で対国内総生産（GDP）比ダントツ一位の借金大国に代表されるわが国の社会経済システムそのものだ。なのに誰もその責任を取らない。責任逃れとしか思えない人事システムや内閣主導の人事システムの問題も含めて、わが国の愚民政治とシステム・エラーを根本から変革しないことには、この国の悲劇はいつまでも繰り返される。薬害エイズ事件からの最大の教訓がここにある。

薬害エイズ事件の猛省は当然だが、それによって、わが国の血液行政や血液事業はどのように改善されたのだろうか。まず、「安全な血液製剤の安定供給の確保等に関する法律」いわゆる「血液法」が二〇〇二年に成立し、二〇〇三年七月から施行されている。一九八三年当時は血液事業に関係した法律としては採血業の規制と供血者の保護を目的として一九五六年に制定された「採血及び供血あっせん業取締り法」しかなくて、責任の所在が不明確だった。この法律を改正したのが「血液法」だ。

しかしそれから十年以上経っても、国内自給という目標は達成されていない。この状況を打開するために、厚労省の「血漿分画製剤の供給のあり方に関する検討会」は二〇一二年三月の最終報告書で、せめて欧州並みの生産能力を確保し、製造効率の向上を図るために、国内事業者と日赤との統合を提言した。その結果、日赤と田辺三菱製薬の生物製剤製造部門の子会社ベネシスとの統合に向けた協議が、このような国の後押しもあって進められた。その結果、二〇一二年十月、「非営利法人日本血液製剤機構」が設立された。しかし私はこの経営統合には違和感がある。

いくら日本の血液事業を取り巻く環境が厳しいからといっても、血液製剤によるＨＩＶ感染の象徴的存在ともいえる旧ミドリ十字の流れをくむベネシスと、一定のブランドイメージが国民に定着している日赤が手を組むことは、とても考えられない。それだけではない。田辺三菱製薬は血液製剤によるＣ型肝炎感染では被告企業となり、遺伝子組み換えのアルブミン製剤では試験データを子会社が改ざんして、二〇一〇年に厚労省から二十五日間の業務停止処分を受けている。この会社にはコンプライアンス（社会規範を守る姿勢）のかけらも認められない。薬害エイズ被害者の川田龍平参院議員は国会で、「法人の設立は薬害被害者の思いを大変大きく踏みにじっている計画とも言える」と、統合に向けた動きを批判したうえで、厚労省に対して、日赤の監督官庁として「適切な指導と積極的な関与」を求めている。この法人を注意深く監視する必要がある。この法人も結局は厚労省の天下り先なのだろうから、ミドリ十字と同じことが起こる可能性は多分にある。

ついでながら、血漿由来の凝固第Ⅷ因子製剤については一九九四年に完全自給を達成した。しかし、今は血友病治療のための凝固因子製剤のシェアの大部分は海外メーカーの遺伝子組み換え製剤が占めている。たとえば、凝固第Ⅷ因子製剤では血漿由来製剤の割合はすでに一五％にまで落ち込んでいる。つまり、この一五％は自給率一〇〇％ということなのだ。だが、血漿由来製剤は近い将来市場から消えてなくなる可能性がある。というのは、海外メーカーが凝固因子の活性時間を長くする「長時間作用型遺伝子組み換え製剤」や「遺伝子組み換え製剤」を製造販売しており、それらのシェアが八五％にもなっている。長時間作用型製剤は生涯にわたって凝固因子の補充が必要な血友病患者には注射回数の減少というメリットがある。そうなれば、ますます献血由来製剤から遺伝子組み換え製剤への乗り替えが加速するからだ。

それからもう一つ新しい制度として、「生物由来製品感染等被害救済制度」が、二〇〇四年四月一日にできた。薬害エイズ当時はこのような制度がなかった。だから、民事訴訟しか被害者を救済する方法がなかった。この給付を受けるためには、まず、健康被害にあった者が独立行政法人「医薬品医療機器総合機構」に給付の請求をする。そこがスタートだ。

しかし、もっとも重要なことは薬害を起こさせないこと、予防することだ。そういう点からいえば、アメリカのCDCとFDAを統合したような行政組織が必要といえる。だが、現実には組織の変革は何も行われていない。旧態依然としたままだ。「医薬品医療機器総合機構」にしても、結局は厚労省の天下り先がひとつ増えただけのことではないのか。国民の主権者意識が極めて希薄なわが国の場合とくに、喉元過ぎれば形だけというケースが多い。この組織の実体も注視しつづけねばならない。

一九九六年三月二十九日、大阪と東京で七年以上も法廷闘争がつづいた薬害エイズ訴訟が和解した。この歴史的和解を締結するとき、原告らがもっとも問題にしたのが、いつ、いかなる事情で、なぜ薬害エイズが起きたのか、その真相が究明されないまま終わってしまうことだった。そんな被害者、遺族の願いを受け止めて、大阪HIV訴訟原告側弁護団は和解後も、真相究明の努力をした。これには大阪地方裁判所も被告側、つまり厚生省も同意して、真相究明の法廷尋問が行われた。その結果が、『中央公論』に三回に分けて、報告されている。

それらは『中央公論』一九九七年四月号の「官僚たちの犯罪」、一九九七年十月号の「官僚たちの犯罪（続）」、一九九八年九月号の「厚生省『深い反省』は嘘だった」というものだ。

それによると、弁護団はまず、エイズ研究班を組織した生物製剤課長郡司篤晃のもとで、当時、彼の両腕となって働いた二人の課長補佐、平林敏彦と藤崎清道を尋問した。しかし、やはり予想どおり、彼らは重要なことについてはことごとく「記憶にない」を連発した。

和解の前後で、厚生省が公表した薬害エイズに関連する内部ファイルいわゆる郡司ファイルによれば、藤崎は大量の自筆文書を残している。この中の一九八三年七月四日付の文書に藤崎は、「エイズ研究班に加熱処理第Ⅷ因子製剤の使用をリコメンド（勧告）させる。トラベノールに対しては加熱第Ⅷ因子製剤の輸入承認申請を急ぐように指示する」、「非加熱処理の製剤については、米国原料を用いたものについては取り扱わないように業者に対する行政指導を行う」、「日赤、ミドリ十字、日薬に対して供血者のスクリーニング強化を行うよう通知する」などのメモを残している。ここで注目すべきこととして、『中央公論』のレポートは「エイズ対策の一つであった加熱製剤について、厚生省は『エイズ研究班にリコメンドさせる』べく意図していたということである。生物製剤課の官僚らは、当初、研究班をそのように利用して、加熱への移行対策をうまく講じるように設計図を描いていた。つまり、エイズ研究班に検討を依頼し、その答申に従って厚生省が対応策をとるというのではなく、すでに厚生省が立案した方針を実現するために、エイズ研究班を利用するという厚生省主導の構図がここに浮かび上がってくる」としている。

そうなのだ。エイズ研究班が組織された頃の生物製剤課の官僚たちは血友病患者に迫るエイズ感染にかなりの危機感を持っていた。だから、一九八三年六月から七月にかけて、藤崎は世界各国の加熱濃縮製剤承認の状況を調べている。それによると、一九八三年七月の段階で、アメリカのほか、ドイツ、フランス、オランダなどが治験のを行う必要のない「一変」あるいは非加熱と同種として「申請不要」の扱いで早期に加熱濃縮製剤を導入していた。そのためにも郡司たちはエイズ研究班を利用しようと考えたのだろうが、すでに見てきたように、安部の強い抵抗で、成功しなかった。それだけではなくて、そのために、厚生省の元職員で、当時ミドリ十字の社員だった人たち、それに元厚生省薬務局長で、ミドリ十字の社長だった松下廉蔵らが、裏で動いたようだ。アルファ社元社長のトマス・ドリースが指摘したように、わが国でもすべての省庁において、天下りの「回転ドア」を廃止せねばならない。

表向きは、凭れ合いの姿勢を示しながら、研究班や委員会を利用するのは、官僚のいつもの手口だが、今回は安部の強烈なキャラによって、その目論見は完全に失敗した。それがまた、この悲劇を大いに増大させた。

厚生省公衆衛生局保健情報課は一九八四年七月から保健医療局感染症対策課に名称が変わった。一九九七年四月には、一九八三年八月から一九八五年三月まで、両課の課長だった野崎貞彦の証人尋問を行った。旧保健情報課は一九八三年から生物製剤課とともにエイズ対策を担当してきたし、一九八四年九月には塩川優一を委員長として、「ＡＩＤＳ調査検討委員会」を設置して、エイズ患者の認定や対策を行っていた。野崎は国会の参考人質問で、「一般防疫の中で血友病のリスクというのはそう高いものではないと理解している。一般防疫の中での血友病の比率というものを全体について考えていたので、血友病を第一に考えていたのではない」と答弁した。この意味するところは、血友病患者が少数だったので、重視していなかったということだ。野崎は今回の地裁での証人尋問でも同じ証言を繰り返したらしい。それで裁判長が「日本国民全体の中で血友病患者の数が少ないので、そういう少ない人たちの問題だから別の方を重点的にやった方がよいというふうにもとれたんですが」、「本件のエイズの問題で一番重要だったのは血友病患者について感染を防ぐということじゃなかったんですか」と厳しい口調で彼の証言の真意を糾したということだ。しかし、私は彼の発言の真意は自分たちの失策をカムフラージュするための強弁だと思う。こんな人間が厚生省や厚労省の役人をしているのかと思うと、ゾッとする。

エイズ研究班を設置し、血友病専門医の安部を班長にしたのは、血液製剤によるエイズ感染が最重要課題だったからだ。おそらく当時のわが国で、誰よりも多くのデータを収集し、内容を精査し、エイズ問題を理解していたのは厚生省のエイズ研究班事務局の連中だ。エイズ問題が国際化したのは一九八三年五月のフランスでの米国からの非加熱濃縮製剤輸入禁止報道だが、厚生省はこのとき、二十五日付でフランス政府への事実照会事項を整理して外務省に送っている。それなのに、フランスからの回答を待たず、その日のうちに、「わが国は輸入禁止しない」ことを決定して、発表した。

問題はその理由だ。禁止すれば不足する。これはまあ理解できるとして、問題なのは「血友病患者の日常生活の管理を強化することにより他者への感染の危険性は極めて少ない」と記されていることだ。こういう決定がこれほどすみやかにできたということは、それまでに非加熱濃縮製剤の危険性や国内自給の実情などが十分にわかっていたからだ。だから、エイズ研究班ができた頃にはもう、厚生省はすでにかなりの血友病患者がエイズに感染していることを認識していたにちがいない。それで、血友病患者からの感染を前提にした、あのような文章がすんなりと書けたのだ。そして遠からず、血友病患者の中からエイズ患者が出てくることも予測していた。

郡司は厚生官僚の中ではとても洞察力が鋭くて、勤勉で、頭のいい人だと思う。さらに重要なのは、この人には困難に立ち向かう心があった。彼はおそらくかなり早い段階で薬害エイズの本質を見抜いていたし、エイズ研究班の対応のあり方から予想よりも大幅に手遅れになることもわかっていた。そして官僚システムの中で天下りの問題も含めて、個人の力がいかに無力かということも。だから、自分自身や薬害エイズに関わった個人と組織へのダメージを最小限にするために、嘘をつき、ことの核心に迫ると「記憶にない」を連発したのだ。

国の血液行政に対する批判、加熱濃縮製剤の導入による国内製剤メーカーへの打撃、そして血友病患者のエイズパニックなど、諸々の問題を回避するために、アメリカからあの患者が連れてこられたのだ。つまり、男性同性愛者を国内第一号のエイズ患者と認定することにより、自分たちの失策をカムフラージュし、国内の血液製剤メーカーを守った。そのために、少数の血友病患者を切り捨てた。私は、これが薬害エイズの真相と考える。

国内第一号のエイズ患者に認定された男性アーチストだが、彼の調査票だけが保健医療局ファイルの中にない。ＡＩＤＳ調査検討委員会で、男性アーチストを第一号患者と認定するまでに、エイズの疑いがあるということで、検討されたのは四症例だった。そのいずれの症例でも各都道府県からＡＩＤＳ調査検討委員会に送付された調査票が保健医療局ファイルに綴じられていた。この調査票には患者のエイズに関連する症状、検査データなどが詳細に記載されている。

ところが、男性アーチストの調査票だけがないので、どのような事実にもとづいてエイズと判断したのかわからない。しかも、彼のは調査票だけでなく、議事録もない。ＡＩＤＳ調査検討委員会では、本委員会の前に必ず小委員会を開いて、エイズ認定の検討をしていた。彼以外の症例を検討した小委員会の議事録はファイルに残されている。それで、弁護団が厚生省にその開示を要求した。一九九七年八月二十一日、男性アーチストの調査票はプライバシー等を理由に「公開できない」という回答があった。得意の黒塗りでプライバシーは隠せるのにだ。つまり、厚生省は自分たちにとって都合の悪い情報は非公開とする。こんなことでは薬害エイズの真相など、とても究明できない。だが、それがわかったことで、逆に対処法を考えることができる。

それに類する問題はまだある。厚生大臣だった菅のおかげで出てきた厚生省ファイルには、個人のメモや資料はあるのに、厚生省が行政組織として報告や決定が行われる際に必ず作成されるとされている決裁文書が非常に少ない。それで、弁護団は厚生省に対して、一九八三年当時の薬害エイズに関係する生物製剤課の決裁書類を裁判所に提出するよう求めた。たとえば、非加熱濃縮製剤の輸入禁止をしないとの決定に関する決裁書類、帝京大症例のエイズ認定に関する決裁書類、国内献血による非加熱濃縮製剤の製造、加熱濃縮製剤の輸入、クリオ製剤への転換といった緊急の措置をとらないという対応に関する決裁書類などだ。

これに対して、厚生省はどこにも確認できなかった、かつてあったのか、廃棄されたかどうかもわからないと回答してきた。それだけではなくて、弁護団が存在するというのであれば、その具体的な根拠を示せとまでいってきた。このような厚生省のやり方にどのように対処すればいいのだろうか。弁護団は報告の中で、「政策決定の過程や原因を解き明かさなければ、同じ過ちをくり返すことになるだろう。その解明のためにすべての内部書類の存在が『確認できない』ような状態であれば、文書管理責任こそ問われなければならない。後に検証できるような形で文書を保存し、その文書が散逸しないよう保管上の責任を明確にすることは、官僚の責任逃れを許さないためにも必要不可欠である」と記している。まったくそのとおりだ。そういうシステム・エラーがあるのなら、そのエラーを是正したシステムを構築しなければいけない。薬害エイズは官僚システムのそういう欠陥をも明らかにした。

それは今、国民の一大関心事になっている森友問題や加計問題にも共通することだ。この原稿をチェックしている最中に、この問題に関連する一つのニュースが入ってきた。タイトルは《佐川理財局長「栄転」に波紋　与党からも「あしき前例」》だ。財務大臣の麻生が、七月四日、佐川宣寿理財局長を国税庁長官に充てる人事を発表したというのだ。

記事によると、佐川は「森友学園」への国有地売却問題の国会答弁で事実確認や記録の提出を拒みつづけ、「真相解明を阻んでいる」と批判を浴びた。自民党の閣僚経験者も「事実に背を向けてでも、官邸の意向に従っていれば出世できるという悪しき前例になる」として、起用した政府の姿勢を疑問視しているという。多くの国民にとっても、彼の答弁は、首相を守るためとはいえありえないと感じたであろう。かなりの不満が鬱積したのではないだろうか。私はそうだった。内閣に人事権を握られている官僚にしてみれば、それを楯に取られて、あのような答弁を強要されたのであろうが、何とも悲しい。しかし彼はもっと悲しかったと思う。この国はいつからこのような堕落した国に成り下がってしまったのだろうか。こういうシステム・エラーを根本から変革しないことには、この国から人間として最も重要な品格と正義が失われてしまう。

文書管理システムを構築して、官僚や政治家の責任逃れを許さない、そういう国を造らねばならない。今回の事例はそのための絶好のチャンスといえる。主権者である国民はすべてを知る権利がある。

（了）

主要参考文献

『薬害エイズ原告からの手紙』（東京ＨＩＶ訴訟原告団　三省堂、一九九五年刊）
『薬害エイズ再考』（加沼戒三　花伝社、一九九八年刊）
『薬害エイズ国際会議』（大阪ＨＩＶ訴訟弁護団　彩流社、一九九八年刊）
『薬害エイズ「無罪判決」どうしてですか？』（櫻井よし子他　中公新書ラクレ、二〇〇一年刊）
『薬害エイズ訴訟の証人医師として　真実を直視する』（内田立身　悠飛社、二〇〇六年刊）
『安部英医師「薬害エイズ」事件の真実』（弘中惇一郎、武藤春光　現代人文社、二〇〇八年刊）
『「薬害」ＨＩＶ感染を問い直す』（出河雅彦　季刊メタポゾン　創刊号〜第10号）

[著者略歴]

長山淳哉（ながやま　じゅんや）

1947年高知県生まれ。九州大学大学院医学研究科博士課程修了。元米国・国立環境保健研究所博士研究員。元九州大学大学院医学研究院准教授。医学博士。大学院時代、ライフワークの原点ともなったカネミ油症の原因物質PCDFs（ダイベンゾフラン、ダイオキシン類の一種）を発見。また、2010年にはへその緒の化学分析により胎児性油症の原因物質もPCDFsであることを証明した。2012年九州大学を定年退職し、人生の第一ステージが閉幕。2016年高知に転居、第二ステージは作家の道へ。

主な著書に『しのびよるダイオキシン汚染』（講談社）、『母体汚染と胎児・乳児』（ニュートンプレス）、『胎児からの警告』（小学館）、『コーラベイビー』（西日本新聞社）、『ダイオキシンは怖くないという嘘』（緑風出版）、『放射線規制値のウソ』（緑風出版）、『胎児と乳児の内部被ばく』（緑風出版）など。

薬害《やくがい》エイズ事件《じけん》の真相《しんそう》

2017年10月20日　初版第1刷発行　定価2200円＋税

著　者　長山淳哉©
発行者　高須次郎
発行所　緑風出版
〒113-0033　東京都文京区本郷2-17-5　ツイン壱岐坂
［電話］03-3812-9420　［FAX］03-3812-7262［郵便振替］00100-9-30776
［E-mail］info@ryokufu.com［URL］http://www.ryokufu.com/

装　幀　斎藤あかね　イラスト　Nozu
制　作　R 企 画　印　刷　中央精版印刷・巣鴨美術印刷
製　本　中央精版印刷　用　紙　中央精版印刷・大宝紙業　E1200

ISBN978-4-8461-1717-7　C0036